Yang-Soon Park-Rügler
Akupunktur für die Seele

D1723122

Yang-Soon Park-Rügler

Akupunktur für die Seele

Ein Gesundheitsratgeber

Edition OASe

Meiner Schülerin Dagmar Schasich danke ich herzlich für die mühevolle sprachliche Überarbeitung und Umformulierung meiner Texte.
Außerdem danke ich vielmals Familie Fechter, die die Fotos für mich anfertigten, sowie Maximilian Heiden. Für die Zeichnungen danke ich Frank Nerger.

Park-Rügler, Yang-Soon
Akupunktur für die Seele, ein Gesundheitsratgeber / von Yang-Soon Park-Rügler, mit Fotos von Maximilian und Leo Fechter
Berlin: Edition OASe, 2002
ISBN: 3 - 9808116 - 0 - 3

© 2002 Edition OASe
Muthesiusstr. 4
12163 Berlin
Tel. 030 - 796 59 75

Satz: Y.-S. Park-Rügler
Druck und Bindung: TerminDruck, Berlin

Der Mensch hat drei Wege klug zu handeln:
Erstens durch Nachdenken, das ist der edelste
Zweitens durch Nachahmen, das ist der leichteste
Drittens durch Erfahrung, das ist der bitterste.

Konfuzius (551-479 v. Chr.)

Inhaltsverzeichnis

EINFÜHRUNG

Welche Patienten werden heute in meine Praxis kommen
– werden es Schmerz-Patienten sein oder Patienten mit
vegetativen Störungen, Patienten mit Allergien, Asthma
oder anderen für die Schulmedizin kaum heilbaren Erkrankungen? Werde ich ihnen mit meinen alternativen Heil-
methoden helfen können?
Das frage ich mich jeden Morgen, wenn ich in meine Praxis gehe, um meine Patienten zu erwarten.
Viele, sehr viele meiner Patienten haben lang andauern-
de schwere Krankheiten. Oft sind sie bei vielen Ärzten und
Fachärzten gewesen, haben an vielen Stellen Hilfe gegen
ihre Beschwerden gesucht. Zu mir kommen sie meistens
erst, wenn sie bereits etliche Therapien hinter sich haben.
Wenn alles erfolglos blieb – dann erst finden sie den Weg
zu einer Medizin, die den ganzen Menschen sieht, seinen
Körper, seinen Geist und seine Seele. Dann sind sie be-
reit, neue Wege zu gehen und sich ganzheitlichen Thera-
pievorschlägen zu öffnen.
Ihr erster Anruf bei mir ist oft so etwas wie ein letzter Hilfeschrei. Viele sind entnervt von jahrelangen Schmerzen und
Leiden. Sie wollen, daß endlich etwas mit ihnen gesche-
hen soll. Einige Patienten sind so schwer beladen mit ihren Wünschen nach Heilung, daß ich fast davon erdrückt
werde. Die Verantwortung für mich ist groß, aber ich bemühe mich zu helfen.
Die traditionelle chinesische Medizin, mit der ich von meiner Kindheit an in Berührung kam, hat wunderbare heilsame Methoden, wie die Akupunktur, Moxibustion, Behandlung mit chinesischen Heilkräutern, Tuina und Shiatsu/
Tsiab. Wenn ich als Schulkind Bauchschmerzen hatte,

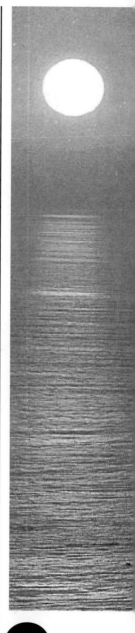

7

akupunktierte mich mein Großvater sofort, so daß die Schmerzen verschwanden. Oftmals mußte ich bitteren dunklen Kräutersud schlucken. So bin ich bis heute von chemischen Tabletten verschont geblieben. Ganzheitliche und auch vorbeugende Maßnahmen in der traditionellen chinesischen Medizin machen es möglich, gesund zu bleiben.

In China gibt es das Sprichwort: Ein durchschnittlicher Arzt heilt nur die Symptome, ein schlechter Arzt kann nicht heilen – und der gute Arzt erhält seine Patienten gesund. So wurde in den alten Dynastien in China und Korea der Leibarzt geköpft oder (einige Jahrhunderte später) wenigstens noch aus dem Palast verbannt, wenn der König krank wurde. Auch der normale Arzt der kleinen Leute erhielt sein Honorar nur, wenn sein Patient gesund blieb. Wurde der Patient wieder krank, hatte der Arzt kein Honorar verdient.

Dies sind Gedanken, die gar nicht so alt und verstaubt sind, denken wir an die ständig steigenden Kosten für Arzneimittel und ärztliche Versorgung – und an die Krankenkassen, die diese Ausgaben nicht mehr tragen können.

Ich versuche, eine Alternative anzubieten. Natürlich wäre es mir am liebsten, wenn die Patienten wie ein König oder wie eine Königin zu mir kämen – und ich wäre eine Dienerin der Heilkunst und dürfte sie gesund erhalten. Leider ist es so gut wie immer ganz anders. Trotzdem versuche ich eine Dienerin der Heilkunst zu sein.

Ich mache mit den Patienten eine Anamnese, die sowohl auf der westlichen als auch auf der chinesischen Medizin beruht. Sie beinhaltet Zungendiagnose, Pulsdiagnose und Irisdiagnose. Alles in allem dauert es ein bis zwei Stunden, bis ich eine Diagnose erarbeitet habe und dann den Patienten, die Patientin ausführlich berate, ihnen dabei

meine Therapievorschläge unterbreite. Ein Behandlungs-
plan wird gemeinsam mit dem Patienten aufgestellt, zu
dem am Ende auch die Festlegung meines Honorars gehört. Auch die Teile der Therapie, bei denen eine aktive
Mitarbeit des Patienten nötig ist, werden ausführlich be-
sprochen. Zum Beispiel können eine Veränderung der
Ernährungsweise des Patienten, eine Fastenzeit oder das
aktive Erlernen von Entspannungstechniken zu einem un-
verzichtbaren Bestandteil der Therapie werden.
Meine Therapievorschläge richten sich nicht nur auf die
Symptome des körperlichen Leidens des Patienten. Ich
therapiere ganzheitlich. Mit den alten heilenden Methoden der Akupunktur, Moxibustion, der Heilkräuterkunde
und des Shiatsu versuche ich, die energetischen Blockaden in den Patienten zu lösen. Diese alten Methoden der
Traditionellen Chinesischen Medizin kombiniere ich gerne mit modernen naturheilkundlichen Methoden. Und doch
kann keine Methode die Kraft der Jahrtausende alten Aku-

*aktive Mitarbeit
der Patienten ist
erwünscht*

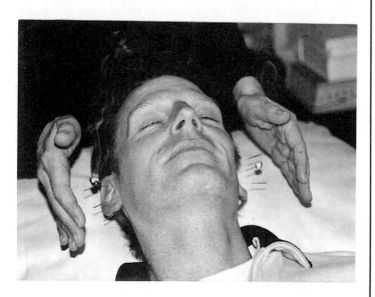

punktur ersetzen. Oder die energetische Arbeit meiner Hände beim Shiatsu/ Tuina/ Tsiab, die in der Form, in der es zur Zeit ausgeübt wird, mittlerweile schon über 100 Jahre alt ist. Oft habe ich bei der Arbeit das Gefühl, mit den Akupunkturnadeln oder mit meinen Händen die Seele der Menschen zu berühren: das Shen, wie die ostasiatischen Mediziner sagen. Was genau ist dieses "Shen"? Und wie wichtig ist ein gesundes Shen dafür, daß ich gesund bleibe? Die meisten Patienten, die zu mir zur Behandlung kommen, wissen noch nichts davon.

Ein bitterer Duft zieht durch die Räume meiner Praxis. Ich lehne mich zurück und lasse mich von den Gerüchen der Heilkräuter verzaubern. Ringsum an den Wänden sind die Regale mit den verschiedenen Wurzeln, Hölzern, Blüten und Blättern gefüllt, aus denen ich die Kräutermedizin für die Patienten bereite. In meinem romantischen alten Haus mitten in Berlin erinnert mich dieser Duft immer wieder an meine Kindheit, an meinen Ursprung und an meine Identität. Es klingelt an der Tür zu meiner Praxis. Ich stehe auf und gehe durch das Wartezimmer nach oben. Gleich wird eine neue Patientin diese Räume betreten. Der Duft der chinesischen Kräuter wird sie umschließen. Ich öffne die Tür. Guten Tag, ich freue mich, daß Sie zu mir kommen. Ich hoffe, daß ich Ihnen helfen kann.

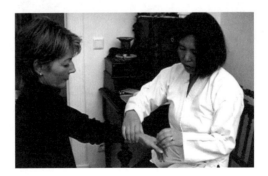

SHEN UND TRADITIONELLE CHINESISCHE MEDIZIN (TCM)

WAS IST SHEN?

Shen ist die Vitalität im menschlichen Körper, in unserem Bewußtsein. Es ist die Kraft unserer Persönlichkeit, mit unserer Fähigkeit zu denken, zu unterscheiden, eine Wahl zu treffen. Das Shen wohnt in unserem Herzen.
 Im Herzen beherbergen wir unser Bewußtsein und unseren Verstand. Es ist das Bewußtsein, das in unseren Augen aufscheint, wenn wir wahrhaft wach sind. Wir sprechen dann vom Leuchten des Shen in den Augen. Hier in den Augen verrät uns das Shen die Persönlichkeit, die Vitalität, den Geist, die Seele eines Menschen. Das Shen wohnt in unserem Herzen, es reagiert in allen Emotionslagen. Wir können das Shen unmöglich vom Körper trennen. Das Wort Shen wird mit anderen Wörtern zusammen geschrieben, wie zum Beispiel beim Wort "Tseng–Shin" auf koreanisch oder auf chinesisch "Tsing–Shen", das bedeutet Empfinden, Fühlen und Denken eines Menschen.

Qi, **Shen** und **Tsing/Jing** (die Lebensessenz) sind drei Schätze der chinesischen Medizin.

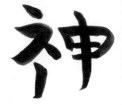

Das chinesische Schriftzeichen für SHEN

Der Ursprung des Begriffes Shen liegt weit zurück: In der konfuzianischen Gedankenwelt gibt der Himmlische dem Menschen das Shen, das wir die Seele nennen. Dies ist nicht ausschließlich der Geist, es hat auch einen materiellen, erdgebundenen, dämonischen Teil, den Kuei. Diese beiden trennen sich nach dem Tod. Die Seele verläßt den Leib, bleibt nach der Trennung lange im Universum und beeinflußt von dort die Menschen. Ihre Geisteskraft erweist sie in den Nachfahren. Die Seelen leben in den Bergen, Wäldern, Strömen und Seen weiter. Wir ehren sie, damit wir weiterhin im Leben von ihnen gesegnet werden. So sagt es die alte konfuzianische Philosophie.

Wenn wir sagen, der Himmlische gibt dem Menschen das Shen, so meinen wir nicht, daß ein alter Mann mit weißem Bart hoch oben im Himmel sitzt, wie vielleicht die europäische Auffassung vom Himmlischen wäre. – Wir verstehen darunter das Universum.

Gerät das Shen aus dem Gleichgewicht, so verlieren die Augen ihren Glanz. Das Herz verliert an Freude. Das Denken wird unklar. Vergeßlichkeit, Schlafstörungen, Depressionen, Aggressivität, Melancholie und Grübeln stellen sich ein. Sie entstehen durch die Disharmonie des Shen.

Wenn das Shen eines Menschen erschöpft ist, so ist auch das Gleichgewicht seines Körpers in Frage gestellt. Denn das geschädigte Shen entleert das Qi in unseren Organen. Körperliche Beschwerden sind die Folge davon. Beispiele dafür sind Herzrasen, Herzrhythmusstörungen, Magenschmerzen, Nackenschmerzen, Kopfschmerzen, Migräne oder Rückenschmerzen. Manche Patienten sagen, "mir kommt die Galle hoch", sie kommen zu mir mit Gallenbeschwerden. Die Ursache einer Gallenoperation ist oftmals in der Emotionslage der Patienten zu sehen. Auch

Das Herz

Tinnitus, Trigeminusneuralgie und Asthmaanfälle mit Atemnot können in ungünstigen, die Seele belastenden Situationen ausbrechen und sich verstärken.
Um gesund zu sein und gesund zu bleiben brauchen wir drei wichtige Dinge: einen gesunden, gut funktionierenden Organismus, ein harmonisches Shen, und als drittes ein harmonisches soziales Umfeld – Familie, Freunde, Beruf, die uns Freude bringen und uns glücklich machen.

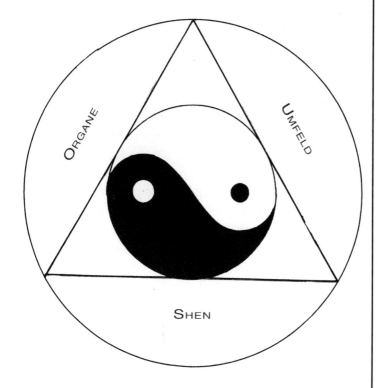

Ein Diagramm der Harmonie

WAS UNSER SHEN SCHWÄCHEN KANN

Alle Patienten, die mir ihre Krankheiten, ihre Leiden schildern, frage ich auch ausführlich nach ihren Lebensumständen. Sind Sie verheiratet, haben Sie Kinder? Wie ist Ihr Verhältnis zu Ihrem Partner, zu Ihren Kindern? Haben Sie Arbeit? Womit verbringen Sie die meiste Zeit des Tages? Was macht Sie froh, worüber sind Sie traurig, unglücklich, wütend? Dies sind nicht die ersten Fragen, die ich den Patienten stelle. Ich übe Zurückhaltung und achte ihre Privatsphäre. Aber irgendwann bringe ich das Gespräch darauf.

Und auch völlig unabhängig davon, was mir die Patienten erzählen – ich habe ja auch meine eigenen Erfahrungen damit, was mein Shen immer wieder schwächt. Manchmal reicht mir schon ein einziger Spaziergang durch die Straßen von Berlin, um mich unwohl zu fühlen.

Das hektische Stadtleben: Alle rennen, haben einen verschlossenen Gesichtsausdruck, sind angespannt, als würden sie schreien, wenn jemand sie nur anstoßen würde. Es ist Feierabendverkehr und ich sehe, wie rücksichtslos und aggressiv die Autofahrer miteinander umgehen.

Das große Kaufhaus in der Fußgängerzone ist unpersönlich. Es hängt so viel Ware auf den Ständern, daß niemand weiß, was er kaufen soll. Die Gänge zwischen den Regalen sind eng, so daß alle sich aneinander vorbeidrängen und niemand sich frei bewegen kann.

Ich sehne mich nach einer kleinen Stadt mit freundlichen kleinen Geschäften und einer Fußgängerzone, durch die ich ruhig und gemütlich schlendern kann. Lachenden Gesichtern zu begegnen wäre schön.

Störung des Shen

Stadtleben

14

Es ist Februar, es regnet, es ist dunkel und feucht. Die Sonne scheint jeden Tag nur für wenige Stunden. Dieses Wetter legt sich auf die Seele, auf das Gemüt. Manche Menschen werden deprimiert. Auch davon bekommen sie Schmerzen im Körper. Wir sprechen in der Chinesischen Medizin von den „Pathogenen Faktoren der Natur", wie Feuchtigkeit, Kälte und Wind.

Pathogene Faktoren

Zwischen Winter und Frühjahr, im Februar und im März, kommen die meisten Schmerzpatienten in meine Praxis. Über 80 Prozent meiner Patienten in dieser Zeit sind Schmerzpatienten. Davon sind ca. 50 Prozent von Shen-Störungen begleitet.

Wir leben in einer hoch zivilisierten Welt, in der Technik und Maschinen uns beherrschen. Nirgends geht es ohne Technik und Maschinen weiter. Statt weniger zu werden, werden sie immer mehr.

Hier ist Leistung angesagt. Wer mehr Leistung bringt, der bleibt, wer nicht, der fliegt raus.

Die Leistungsgesellschaft macht uns stressig und krank. Viele Berufstätige, Männer wie auch Frauen, haben durch den Leistungsdruck Stresssymptome: Spannungen im Nacken, Kopfschmerzen, Depression und Schlafstörungen. Diese Phänomene können wir beinahe schon als Volkskrankheit bezeichnen. Aber auch ungewollte Kinderlosigkeit kann eine Folge von nicht zu bewältigendem Stress sein.

Besonders die berufstätigen Frauen sind mehrfach belastet. Nach ihrem Arbeitstag gehen sie einkaufen, saugen Staub, putzen, kochen und kümmern sich um die Kinder. Auch bei ihnen sind Rückenbeschwerden, Kopfschmerzen, Schlafstörungen und Depressionen eine typische Zeichnung des seelischen Ungleichgewichtes. Wir werden krank, wenn sich diese drei Komponenten, die ich

„Power woman"

15

oben erwähnt habe – unser Körper, unser Shen und unser soziales Umfeld - nicht in einem harmonischen Verhältnis befinden.

Die Seele reagiert: Das Shen schreit um Hilfe, indem es sich durch verschiedene Beschwerdebilder im Körper ausdrückt. Unser Körper signalisiert uns, daß er leidet. Jeder von uns hat seine Schwachstelle im Körper. Manche Menschen reagieren mit dem Kopf, andere mit dem Magen oder dem Herzen, mit der Haut, oder, und das ist ganz besonders häufig, mit dem Rücken. Viele Frauen reagieren mit Krankheiten der Brust. Auch die Krebskrankheit kann eine Ausdrucksform der Seele sein.

Ich habe leider oft erfahren müssen, daß die Patienten, nachdem sie durch die Behandlung ihre Organbeschwerden losgeworden sind, einige Zeit später die gleichen Beschwerden wieder bekamen. Hat sich ihr soziales Umfeld nicht geändert, leidet ihre Seele weiter. Und dieses Leiden wiederum projiziert sich immer wieder von neuem in Beschwerdebildern im Körper. Es ist ein Teufelskreis.

Sowohl die Organbeschwerden als auch die seelischen Spannungszustände werden durch die Akupunktur wieder in Balance gebracht. Akupunktur, Shiatsu/Tuina/Tsiab, Akupressur und Reiki sind für Patienten passive Therapiemethoden, die, wie ich schon erwähnt habe, durch Nadeln oder durch die Hände von Therapeuten die Seele berühren.

Aber auch die aktive Mitarbeit meiner Patienten ist gefragt. Oft empfehle ich ihnen, je nach Krankheitsbild, parallel zur Akupunkturtherapie in eine Gesprächstherapie oder zur Psychoanalyse zu gehen; für manche Patienten ist auch eine Selbsthilfegruppe sehr heilsam.

Vielen Patienten gebe ich den Rat, eine aktive Körpertherapie zu beginnen, damit dadurch ihre unterdrückten Emotionen befreit werden können. Tanzen, Singen, Trommeln oder auch Tai Chi und Qi Gong-Übungen, Yoga und Atemübungen sind als Begleitung meiner Therapien manchmal dringend zu empfehlen.

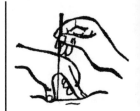

WENN DAS SHEN SICH STÄRKT

Seit vielen Jahren gebe ich mein Wissen und meine Erfahrungen auch an andere weiter. Ich unterrichte Akupunktur, Shiatsu/Tuina/Tsiab und chinesische Kräutermedizin. Meine Schüler erleben diese Techniken bei der Ausbildung ganz unmittelbar. Sie erlernen zum Beispiel Shiatsu/Tuina/Tsiab, indem sie es bei den anderen Schülern anwenden und auch selbst von den anderen Schülern empfangen. In den ersten Wochen der Ausbildung steht fast immer der entspannende Effekt des Shiatsu/ Tuina /Tsiab an erster Stelle. Aber nach zwei oder drei Monaten erlebe ich bei manchen Seminaren auch viele Tränen bei den Teilnehmern.

Dort werden unterdrückte Gefühle wieder gelöst, Trauer und Leiden werden erzählt. Durch die Shiatsu-Arbeit gelingt ein Loslassen der unterdrückten Seele, der Körper wird nach und nach wieder beschwerdefrei.

Manchmal drücken sich diese Vorgänge aus, indem der Körper anfängt zu zittern und die Muskulatur steif wird. Erst allmählich werden die angestauten Spannungen im Körper gelöst.

Manche Teilnehmer fallen in einen Trance-ähnlichen Zustand. Wenn dieser Zustand sich löst, erzählen sie von

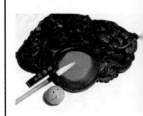

Kalligraphie-Tuschstein

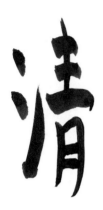

Tsing, klären

ihrer Kindheit, von Erlebnissen in ihrem Leben, die sie bedrücken. Danach sind sie gelöst, freundlich und humorvoll.

Diese Phänomene nenne ich *„KLÄREN DES SHEN"* durch Shiatsu /Tuina /Tsiab. Das neugriechisches Wort dafür heißt „ To Katharisma".

Hier werden neue Lebenswege klarer entschieden. Manches lag vielleicht schon seit Jahren in der Luft, manches war sicherlich auch nur eine Frage der Zeit. Eine meiner Schülerinnen zieht aus der gemeinsamen Wohnung des Partners aus, andere lassen sich von ihren Ehepartnern scheiden. Einige haben mit einem neuen Ziel oder einem neuen Beruf angefangen.

Sie sind meistens meine besten Schüler und bleiben mit mir lange in Kontakt.

Sind die Organ–Funktionen seit längerer Zeit gestört, anders gesagt, stehen die Organe lange Zeit zwischen Yin und Yang in Disharmonie, so wird die Seele belastet.

Umgekehrt können auch die chronisch erkrankten Organe die Seele angreifen und seelische Probleme verursachen.

Wie ich Ihnen oben bereits gezeigt habe betrachtet die ostasiatische Medizin die Seele nicht getrennt vom Körper. Sie sieht die Seele immer als eine Einheit mit dem Körper. So ist es auch zu verstehen, daß die chinesische Medizin jedem Organ im Körper ganz bestimmte Emotionen zuordnet.

Wenn zum Beispiel jemand lange Zeit an einer Lungen–Krankheit leidet, vielleicht an einer Tuberkulose, wird er oftmals melancholisch, zieht sich in sich zurück, wird introvertiert, apathisch und traurig. Milz–Pankreas–Patienten grübeln sehr und werden schwermütig durch ihr langes Leiden.

Die taoistischen Gelehrten haben die Emotionen als krank-machende „Pathogene innere Faktoren" erkannt. In den "Fünf Wandlungsphasen", die ich Ihnen in einem späteren Kapitel erläutern werde, sehen wir ihre Zuordnung der Emotionen zu den verschiedenen Organen.

Die Freude und die Liebe gehören zum Herzen: Wenn man verliebt ist, bekommt man aus Freude Herzklopfen, ist man dagegen unglücklich verliebt, bekommt man Herz-schmerzen. Anders gesagt, wenn ein Herz krank ist, soll-te der Patient viel lachen und Freude haben. Zu meinen Herzpatienten sage ich jedesmal, sie sollten möglichst immer lachen. Wir versuchen, humorvoll miteinander um-zugehen. Sturheit ist nicht erwünscht.

Trauer und Kummer gehören also zur Lunge; die Sorge, das Grübeln und die Schwermut zu Milz–Pankreas und zum Magen. Viele Sorgen schaden Milz–Pankreas und Magen. Zu den Nieren gehören Angst und Schrecken, aus Angst macht man sogar in die Hose. Aggressionen, De-pression, Wut, Zorn, Ärger gehören zu Leber und Gallen-blase. Cholerisches Verhalten und übertriebenes extrover-tiertes Leben wirken auf die Organe Leber und Galle ne-gativ.

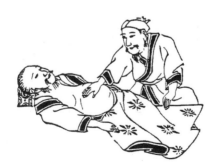

Tabelle des Ge-
mütslebens

Emotion	Zhang Organ	Qi Reaktion	Symptome
Freude, Liebe, Begierde	Herz	Herz-Qi beunruhigt	Arthymien, Konzentrations- und Gedächtnisstörungen, Depressionen, Schmerzen
Sorge, Kummer, Grübeln	Milz-Pankreas, Herz	Verbindung zwischen Milz-Pankreas und Herz	Spannungen und Schmerzen im Thorax, Oberbauch
Trauer, Reue, Gram	Lunge, Herz	schwächt Lungen-Qi, beunruhigt das Shen im Herzen	leise Stimme, Müdigkeit, Antriebslosigkeit, Melancholie, Beklemmungsgefühl, Schmerzen
Zorn, Wut, Frustration	Leber, Herz	Stagnation des Leber-Qi (Qi steigt zum Herzen)	Reizbarkeit, Agressionen, Störungen des Shen, Depressionen, Gemütsstörungen, Mama Karzinom.
Angst	Niere, Herz	Qi sinkt nach unten ab, Nieren-Qi entleert sich	Angstzustände, Bettnässen, Inkontinenz, Schlafstörungen
Schock, Panik	Niere, Herz	entleert das Herz-Qi und Nieren-Jing (Lebensessenz). Ming-Men, das Lebensfeuer wird schwächer.	Sprachstörungen, Verwirrtheit, sexuelle Schwäche. Bei Frauen Mensisstörung, Sterilität, bei Männern Potenzstörung.

Ein Beispiel für Erscheinungs-bilder (Symptome) des Shen im Herzen

Bitte schauen Sie sich in der Tabelle die Spalte vom Herzen genau an, damit Sie mir leichter folgen können, wenn ich Ihnen gleich hier am Anfang Erscheinungsbilder des Shen im Herzen vorstelle.

Das Herz ist für den Bluttransport zuständig, es hält die Blutzirkulation aufrecht. Es ist aber nicht nur für diese Funktion verantwortlich.

Das Herz ist der Sitz des Geist–Shen, des Bewußtseins, des Verstandes, des Intellekts, des Gemüts, des Gedächtnisses und des Schlafes.

Das Herz hat Verbindung zum Großhirn und ist die Ausgangsbasis jeglicher geistig–seelischen Vorgänge.

Das Herz ist die höchste Qualität unserer Menschlichkeit. Wenn jemand kalt und nicht wahrhaftig ist, sagt man, er ist herzlos. Wenn jemand lügt, so hat er die Wahrhaftigkeit seines Herzens verloren.

Wenn jemand eine gute Bildung, ein gutes Aussehen und Reichtum hat, aber besitzt diese Qualitäten im Herzen nicht, so ist dieser Mensch arm und nicht viel wert.

Noch einmal zur Erinnerung: Ich spreche hier immer aus der Sicht der chinesischen Medizin, mir geht es nicht um das Herz als isoliertes Organ im Körper des Menschen. Wir sehen es in der Traditionellen Chinesischen Medizin vielmehr so, daß das Herz auch die anderen Organe sowie das gesamte Körper–System regiert.

Bei allen Krankheiten reagiert das Herz und ist als Emotionsorgan beteiligt.

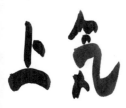

Shang Qi

Die „Aufmerksamkeit des Herzens"

Ein gesundes, gutes Herz sieht man im Gesicht als glänzend helle rosarote Gesichtsfarbe. Das Gesicht ist entspannt und mit einem leichten Lächeln überzogen.

Bei Stress und Überbelastung des Herzens steigt das Yang nach oben. Wir nennen das „Sang Ki", (oder auch „Shang Qi") und meinen damit, daß das Ki in die falsche Richtung, nämlich in diesem Falle zum Kopf steigt.

Die Patienten klagen dabei über Kopfschmerzen, Schlafstörungen, Träume. Über Apathie, Konzentrationsschwäche, Verwirrtheit, Müdigkeit. Über nervöse Herzbeschwerden, Herzrhythmusstörungen, Herzrasen, Herzklopfen, Hysterie, Beklemmungsgefühl in der Solarplexus–Region. Über Atembeschwerden und Schweißausbrüche, sowie über Angst. Diese Symptome kommen auch ohne Organbefunde vor. Sowohl mit Hypertonie und Herzinfarkt, als auch mit Apoplexie ist hier, als schwere Folge, zu rechnen.

Die chinesische Medizin geht davon aus, daß sich Herzstörungen auf alle Organe des Körpers auswirken, denn das Herz ist das Königsorgan in unserem Körper.

„Du sollst **h**erzlich, **h**umorvoll und **h**ilfsbereit sein." Diese „drei Wörter mit „**h**" habe ich von einem meiner Patienten übernommen, einem netten Berliner. Ich gebe sie gerne an Sie weiter, weil sie aus dem Herzen kommen und für das Herz gut sind.

Einem sehr schönen Aufsatz von David Steindl–Rast habe ich die folgenden Sätze entnommen. Immer wieder gibt es Patienten, denen ich diese Sätze vorlese und mit ihnen darüber rede oder auch schweige. Der Aufsatz heißt *„DIE AUFMERKSAMKEIT DES HERZENS".*

Hier das Zitat: „Herz bedeutet das Zentrum unseres Wesens, in dem wir wahrhaftig eins sind. Eins mit uns selbst, nicht aufgespalten in Verstand, Willen, Gefühle, Körper und Geist; eins mit allen anderen Geschöpfen.

Denn das Herz ist der Bereich, in dem wir nicht nur mit unserem innersten Selbst in Berührung sind, sondern gleichzeitig mit dem ganzen Dasein innigst vereint sind. Hier sind wir auch vereint mit Gott, der Quelle des Lebens, welche im Herzen entspringt.

Um mit dem Herzen zu horchen, müssen wir immer wieder zu unserem Herzen zurückkehren, indem wir uns die Dinge zu Herzen nehmen. Wenn wir mit dem Herzen horchen, werden wir Sinn finden, denn so wie das Auge Licht wahrnimmt und das Ohr Geräusche, ist das Herz das Organ für den Sinn."

Ein Beispiel für "Funktionsstörungen des Herzens" – wie das Shen sich in den Organen manifestieren kann – möchte ich Ihnen hier zeigen.

Meine erste Patientin an diesem Morgen ist Doris S. Sie kommt heute zum ersten Mal zu mir. Doris S. ist 45 Jahre alt, sie ist verheiratet und hat drei kleine Kinder. Doris S. ist Bürokauffrau.

Sie tritt ein, ich lasse sie vorausgehen und bitte sie in mein Sprechzimmer. Schon vorne an der Eingangstür habe ich sofort gesehen, wie traurig sie mir entgegensieht. Ihre Gesichtsfarbe ist gelblich grau. Sie hat dicke und dunkle Ringe um die Augen.

Inspektion:
Hören, Riechen,
Tasten und
Fragen

Ich bitte sie, sich zu setzen und wir beginnen mit der Anamnese. Grundsätzlich frage ich am Anfang nicht, sondern beginne damit, die Patientin zu untersuchen. Erst danach fange ich an zu fragen. Während des Gesprächs mache ich die Antlitzdiagnose, beobachte ihre Gesten, ihre Gesichtszüge und ihre Sprache.

Antlitzdiagnose

Zuerst taste ich die Pulsstelle, mit meinem Zeigefinger, Mittelfinger und Ringfinger gleichzeitig, und stelle die ver-

Pulsdiagnose

23

schiedenen Pulsqualitäten fest. Danach bitte ich Doris, ihren Mund zu öffnen und schaue ihre Zunge an: Ist sie trocken, vielleicht sogar rissig, hat sie einen Belag, in welcher Farbe und an welchen Stellen der Zunge? Die Zunge von Doris ist blaß und hat einen dicken weißen Belag an der Seite.

Anschließend mache ich die Irisdiagnose. Ich schaue durch das Irismikroskop um zu erkennen, welche Krankheiten sich als Zeichen in ihren Augen bereits abzeichnen.

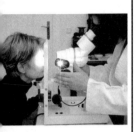

Erst wenn ich die Informationen aus der Irisdiagnose, der Pulsdiagnose und der Zungendiagnose habe, beginne ich, die Patientin zu befragen. Jetzt kann ich meine Fragen schon sehr gezielt stellen, ich weiß nun die Organe, die bei der Patientin betroffen sind. In der chinesischen Medizin ist es darum sehr wichtig, nach den Krankheitssymptomen zu fragen und auf das Verhalten zu achten, damit später der Zustand von Yin und Yang festgestellt und diagnostiziert werden kann. Auch hier habe ich meine genaue Vorgehensweise.

"Wie haben Sie heute Nacht geschlafen?"

"Schlecht."

Doris antwortet mit leiser Stimme, sehr zurückhaltend, sie redet nur, wenn ich sie frage.

Es dauert etwas mehr als eine Stunde, dann weiß ich von ihr, was ich wissen muß. Ich denke darüber nach, welche Wege ich bei meiner Therapie mit ihr gehen möchte. Schließlich teile ich Doris die Diagnose mit und fange mit der Beratung an, die ich jedem meiner Patienten gebe. Sehr oft beginnt alles damit, daß ich über die Grundlagen meiner Arbeit, über die Traditionelle Chinesische Medizin erzähle.

Anamnese:

Vor sieben Jahren hatte Doris S. eine Gallen–Operation, sie hatte Druckgefühle im Bauch, Säure stieg nach oben. Durchfälle und Verstopfung traten abwechselnd auf. Sie hatte Migräne und Kopfschmerzen. Nach der Gallen–Operation kam eine Leber– Attacke. In dieser Zeit wurde sie schwanger. Während der Schwangerschaft hatte sie viele Probleme: ständige Sinusitis, Allergie gegen Nickel, Tierhaare und Pollen, Placenta Prolaps, Rückenschmerzen, besonders im Bereich der Lendenwirbelsäule.

Sie hat kalte Hände und kalte Füße, eine leise Stimme. Sie ist zurückhaltend, hat einen traurigen Blick.

Doris S. hat Herzschmerzen in der Gegend vom unteren Teil der Brust bis zum linken Arm. Herzklopfen begleitet sie. Ihre Farbe ist schwarz. Der Frühling ist ihre Jahreszeit.

Ihren Leidensweg geht sie seit sieben Jahren. Mit ihren Krankheiten und ihrem Ehemann, der zu Hause kaum half, war sie sehr belastet. Sie hatte ihren Job, Haushalt und die Erziehung der Kinder. Ihr Mann ging frühmorgens zur Arbeit, kam abends zurück und wollte zu Hause bedient werden. Ihre Kindheit verlief auch nicht glücklich. Als Einzelkind wurde sie von ihrem Vater unterdrückt, die Mutter wehrte sich nicht.

Doris fühlte sich immer schuldig. Ihre Eltern stritten sich häufig, aber trennen konnten sie sich doch nicht. Sie machten ihr ständig Vorwürfe. Auch die Beziehung in ihrer Ehe war nicht, wie Doris sie sich vorgestellt hatte.

Ihre Mutter war Hausfrau und fügte sich lieber dem Mann, ohne zu widersprechen. Hier scheint die Generation der

Mutter nicht anders zu handeln als die Frauen in Ostasien in der Konfuzianischen Gesellschaftsordnung.

PROCEDERE:

Die Diagnose, die ich Doris mitteile, lautet: Sie hat "Shen-Disharmonien im Herzen".

Die unterdrückten negativen Emotionen, wie Wut, Ärger, Zorn und Enttäuschungen manifestieren sich auf der Galle und später in der Leber. In diesem Zustand kann das Herz nicht von dem Mutter–Element Holz ernährt werden (Dies gehört zu den Fünf Wandlungsphasen, die ich Ihnen in einem späteren Fallbeispiel erklären werde). Das Kind (das Herz) leidet, Schwächeanfälle, Herzschmerzen, Herzklopfen und Schlafstörungen folgen. Eine organische Anomalität war dabei aber nicht zu finden. Die mutige Galle wurde entfernt, womit die Leber in ihrer Funktion noch mehr belastet wurde.

Somit schwächte sich langsam das Selbstbewußtsein und das Selbstwertgefühl bei Doris. Sie gab allmählich auf, sich selbst zu verteidigen, was normalerweise die Leber tut, sie blieb passiv. In der chinesischen Schrift bedeutet das Zeichen für das Wort „Leber" gleichzeitig auch „der Schild", also Schutzorgan.

Ein Held braucht im Kampf einen Schild, für seine Abwehr und seine Verteidigung. Denken Sie an den wunderbaren Schild, den Achill im trojanischen Krieg für seine Verteidigung hatte. Auch wir haben einen solchen Schild, in unserem Körper – die Leber.

Wenn das Entgiftungsorgan Leber belastet ist, stört dies auch die Funktionen des Darmes. So siedeln sich Pilze

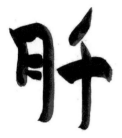

Gan, Leber

Homers „Odyssee"

und Bakterien in den Darmschleimhäuten an. Allergie kann als Folge auftreten.

Mit der Zeit verlor Doris S. sich selbst. Wo bin ich, wer bin ich, was bin ich, was will ich? Um diese Fragen zu stellen, war sie zu müde; es wurde ihr zu unbequem, darüber nachzudenken. Zeitweise brachten die Antriebslosigkeit ihres Körpers und ihrer Seele und die Sinnlosigkeit ihrer Ehe für sie Ohnmachtsgefühle und Depressionen. Ihr Schweigen kam wie ein Protest. Doris mußte anfangen, das Sprechen zu lernen. In den letzten drei Jahren erhielt sie Psychotherapie, welche ihr allerdings keine großen Erfolge brachte, da sich ihr soziales Umfeld nicht veränderte.

Oftmals erfahre ich während der Arbeit, beim Heilungsprozeß, daß die Seele die Krankheit in Kauf nimmt, um das zu erreichen, was sie will. Bei Doris war das der Fall. Vor zwei Jahren starb ihr Vater. Sie konnte sich zu ihrer großen Erleichterung mit ihm vor seinem Tod versöhnen und versteht sich besser mit ihrer Mutter.

Die Seele nimmt Krankheiten in Kauf, um das zu erreichen, was sie will

Auch in der Beziehung zu ihrem Mann sieht sie klarer.

Vor kurzem hat sich Doris S. von ihrem Mann getrennt, es waren genau vier Monate, nachdem sie bei mir ein Shiatsu–Seminar angefangen hatte.

Durch diese Körperarbeit mit Shiatsu/ Tuina / Tsiab wurde das Shen in ihr gestärkt und sie hat ihren lange vorgesehenen Weg gefunden. Sie hat sich zu dem entscheiden können, was die Psychotherapie ihr so lange nicht beibringen konnte.

Ihre Übersäuerung konnte sie durch Fastenkuren und Ernährungsumstellung etwas im Griff halten. Es wäre noch empfehlenswert, weitere Schritte zu machen, den Organismus aufzubauen und zu stärken, der durch die langen Leidensjahre gelitten hat. Nach einem Jahr fühlt sie sich

wie ein neuer Mensch, sie hat inzwischen eine Reiki-Aus-
bildung begonnen.

Sie sollte niemals zurückschauen und denken, ach, ich
hätte das und jenes anders machen können. Jetzt ist sie
endlich in der Lage, Ärger, Wut und Enttäuschung loszu-
lassen.

Sie hat sich selbst akzeptiert und Selbstwertgefühl erlangt. Sie weiß, wer sie ist und was sie will. Sie kann
inzwischen laut sagen, was sie denkt. Doris sollte heute
leben und an morgen denken. Sie muß viele Kräfte für
ihre drei Kinder haben. Inzwischen leuchtet das Shen in
ihren Augen.

Ich erklärte ihr viel über chinesische Medizin: Geschichte, Wirkungsfelder, Ursachen der Krankheiten und sprach
anschließend mit ihr über die Therapien.

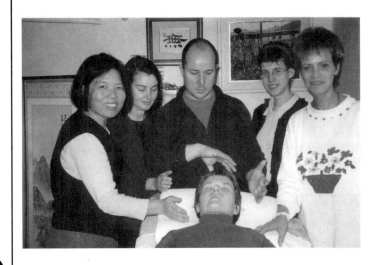

TRADITIONELLE CHINESISCHE MEDIZIN

Ich denke, daß die chinesische Medizin in Europa auch heute noch ziemlich unbekannt ist. Sicherlich haben Sie in Illustrierten oder Zeitungen schon etwas über Behandlungserfolge der Akupunktur gelesen. Zum Beispiel darüber, wie mit Hilfe der Akupunktur Operationen bei vollem Bewußtsein des Patienten durchgeführt werden konnten. Vielleicht waren Sie darüber erstaunt, als ob es sich hierbei um Zauberei handeln würde. Um die chinesische Heilkunst und die Heilkräuter zu verstehen, ist es sinnvoll, erst einmal die europäische Medizin zu betrachten. Verglichen mit der Heilkunst des alten China ist die Medizin in den europäischen Breitengraden noch gar nicht so alt.

Pasteur, Virchow und andere Mediziner entdeckten erst vor ungefähr einhundert Jahren Viren und Bakterien als Ursache von Krankheiten. Diese Krankheitserreger befinden sich fast überall in unserer Umwelt und die westliche Medizin glaubt oft, daß der Mensch nur um den Preis eines schweren Kampfes in dieser Umwelt überleben kann. Die Werbung von Pharma–Firmen bringt diese Einstellung manchmal zum Ausdruck. Wir kämpfen den Kampf gegen den Krebs, wir haben Pest und Pocken ausgerottet, wir haben die Malaria auf breiter Front zurückgedrängt und zahlreiche andere Krankheiten überwunden. – Schon die Wortwahl drückt hier eine gewisse Aggressivität aus. Die Erfolge von chirurgischen Eingriffen und Strahlenbehandlungen sind natürlich nicht zu übersehen. Allerdings sind Behandlungen oft mit unangenehmen Begleiterscheinungen verbunden. Hierfür sind Beipackzettel von Medikamenten ein häufig zitiertes Beispiel. Manchmal könnte man

Chinesische Medizin ist eine hochwirksame aber nebenwirkungsarme Alternative zur Schulmedizin:

„Wo die komplizierten Verfahren der modernen Medizin versagen, helfen oft einfache natürliche Heilwege. Chinesische Medizin nutzt die Schätze der Natur, sie braucht keine aufwendigen Apparaturen. Wo man die westlichen Behandlungsmethoden nicht ersetzen kann, dient sie als wertvolle Unterstützung."

fast den Eindruck haben, diese Medikamente schaden der Gesundheit mehr als sie ihr vielleicht nützen. Ebenso fragwürdig, daß noch vor wenigen Jahren Müttern anempfohlen wurde, ihren Kindern prophylaktisch die Mandeln herausnehmen zu lassen. Bei Bauchoperationen wurde ohne dringende Notwendigkeit der Wurmfortsatz des Blinddarmes gleich mit entfernt. Viele Frauenärzte rieten ihren Patientinnen, sich die Gebärmutter entfernen zu lassen um keine klimakterischen Beschwerden mehr zu haben. Dies und vieles andere mehr trägt mit dazu bei, das Bild der westlichen Medizin zu prägen.

Diese Aggressivität unterscheidet die westliche Medizin von der orientalischen und chinesischen Medizin. Die Ostasiaten meinten nicht, in einer feindlichen Umwelt zu leben. Sie glaubten vielmehr daran, ein Teil der Natur zu sein. Wenn jemand krank wurde, war das so, weil das Gleichgewicht der Natur gestört war. Die Behandlung des Kranken zielte darauf, das Gleichgewicht wieder herzustellen. Die chinesische Medizin ist auf Ausgleich bedacht. Um dies verständlicher zu machen, werfen wir zunächst einen Blick auf die chinesische Philosophie und Medizin.

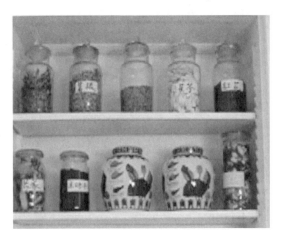

Philosophie und Gedankengut der Traditionellen Chinesischen Medizin:

Taoistische Weltanschauung

„UNIVERSUM" nennt man das uralte metaphysische System, den Grundgedanken der chinesischen Weltanschauung. Das Universum – Himmel, Erde und Menschen – diese drei stehen in Wechselbeziehungen zueinander, sie werden von allumfassenden Gesetzen regiert.
Der Makrokosmos – das sind Himmel und Erde und all die anderen Lebewesen; der Mikrokosmos ist der Mensch. Der Mikrokosmos, der Mensch also, entsteht im Makrokosmos, durch das Zusammenwirken von Himmel und Erde. Der Himmel verleiht ihm den Geist, die Erde verleiht ihm den Leib. Mutter Erde – so ist der sprachliche Ausdruck, den wir alle immer wieder benutzen und in dem sich dieses Verhältnis widerspiegelt.

Das Universum: Zwischen Himmel, Erde und Menschen herrscht eine Ordnung

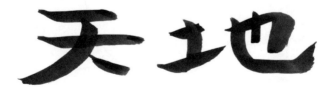

Himmel und Erde

In den alten Zeiten hatten sich die Taoisten das moralische oder das ethische Leben des Menschen so vorgestellt, wie es im Buch der Sitte, „Li Gi", übersetzt von R. Wilhelm, in wunderbaren Worten wiedergegeben ist.

„Die Kraft der Sitte ist es,
durch die Himmel und Erde zusammenwirken,
durch die die vier Jahreszeiten in Harmonie kommen,
durch die Sonne und Mond scheinen, durch die Sterne
ihre Bahnen ziehen,
durch die Ströme fließen,
durch die alle Dinge gedeihen,
durch die Gut und Böse geschieden werden,
durch die Freude und Zorn den rechten Ausdruck
finden,
durch die die Unteren gehorchen,
durch die die Oberen erleuchtet sind,
durch die alle Dinge trotz ihrer Veränderungen nicht in
Verwirrung kommen."

Mikro- und
Makrokosmos

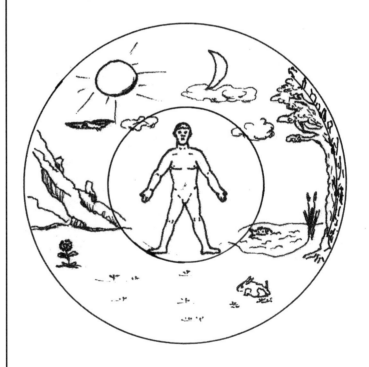

„Der Mensch vereint in sich die Geisteskräfte von Himmel und Erde, in ihm gleichen sich die Prinzipien des Lichtes (Yang) und des Schattigen (Yin) aus, in ihm treffen sich die Geister und die Götter, in ihm finden sich die fünf Kräfte der fünf Wandelzustände. Darum ist der Mensch das Herz von Himmel und Erde und der Keim der fünf Wandelzustände. Wenn man Himmel und Erde zur Grundlage nimmt, so kann man alle Dinge erreichen. Wenn man das Licht zur Mitte nimmt, so kann man die Gefühle des Menschen ergründen. Wenn man die Götter und Geister zu Gehilfen nimmt, so steht jede Arbeit unter sicherem Schutz. Wenn man die fünf Wandelzustände als Stoff nimmt, läßt sich jede Arbeit wiederholen."

Die fünf Wandelzustände sind hier nicht als materielle Substanzen zu sehen, sondern sie sind als Kräfte gemeint: "Holz ist das Organische, von innen sich Gestaltende, Feuer ist das Emporsteigende, Erde ist der gemeinsame Mutterboden, Metall das von außen mechanisch Gestaltete und Wasser das nach unten Sinkende."

Der Konfuzianer Chgung–Shu Tung deutet den Himmel (Tien) als Naturerscheinung, als einen Gott mit irdischen Leidenschaften: "Im Frühling äußert dieser seine Fröhlichkeit durch die gelinde Wärme, im Sommer seine ausgelassene Freude durch die Hitze, im Herbst seinen Zorn durch Klarheit und im Winter seine Trauer durch die Kälte. Mit dem warmen Frühlingsfluidum liebt der Himmel und erzeugt die Vegetation, mit dem heißen Sommerfluidum offenbart er seine Lust und hegt und entwickelt die Pflanzen. Mit dem klaren Herbstfluidum zeigt er seinen Ernst und bringt alles zur Reife, und mit dem kalten Winterfluidum trauert er und verbirgt seine Erzeugnisse."

zitiert nach: A. Forke „ Licht des Ostens"

33

Kosmische, organische, physische, seelische Phänomene der fünf Wandlungsphasen

Organ	Herz	Milz-Pankreas	Lunge	Leber	Niere
kosmischer Einfluß	Hitze	Feuchtigkeit	Trockenheit	Wind	Kälte
Emotion	Liebe, Freude	Grübeln, Schwermut	Kummer, Trauer	Wut, Zorn	Angst, Schock
Farbe	rot	gelb	weiß	grün	schwarz
Geschmack	bitter	süß	scharf	sauer	salzig
Kriterien	Zunge	Mund, Bindegewebe, Muskulatur	Haut, Nase, Poren	Augen, Nägel, Gelenke	Ohren, Haar, Knochen
Jahreszeit	Sommer	Spätsommer	Herbst	Frühling	Winter
Partnerorgan	Dünndarm	Magen	Dickdarm	Gallenblase	Blase
Himmelsrichtung	Süd	Mitte	Westen	Osten	Norden
Element	Feuer	Erde	Metall	Holz	Wasser

DIE FÜNF WANDLUNGSPHASEN (WU-XING)

Wu heißt fünf, Xing heißt Leben, Bewegung, aktives Treiben. Das Wort "Wu Xing" heißt übersetzt "fünf in Bewegung Befindliche". „Fünf Elemente" wäre nicht der richtige Ausdruck dafür, die Elemente gehören zu einem Teil dieser Fünf Phasen. Unter diesem Begriff kann man sich die Phänomene der dynamischen, wechselseitigen Beziehungen im Menschen und in der Natur vorstellen. Man muß diesen Wandlungszustand der Patienten erkennen, um therapieren zu können.

Die taoistischen Gelehrten fanden in der Natur Gesetzmäßigkeiten: Nachdem sie die Ordnung der Natur erkannten, ordneten sie die Organe des menschlichen Körpers nach diesen Gesetzen: Die Milz-Pankreas und den Magen ordneten sie der Erde zu. Für Lunge und Dickdarm haben sie einen Bezug zum Metall- Element gefunden. Das Herz und den Dünndarm fügten sie zum Feuer-Element, Leber und Gallenblase zum Holz, Niere und Blase zum Wasser-Element. Jedem dieser Organe sind auch jeweils ein bestimmter Geschmack, bestimmte Emotionen und Himmelsrichtungen zugeordnet.

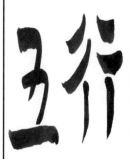

Wu Xing

Erde

Dies Zeichen repräsentiert ein Stück Erde. Die senkrechte Linie entspricht einer Pflanze, die gerade emporsprießt.

Wasser

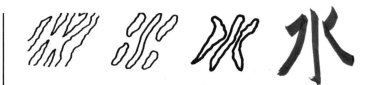

Das chinesische Zeichen für Wasser. Mit Phantasie kann man die Umrisse eines Flusses darin erkennen

Holz

Der obere Teil entspricht dem Geäst und der untere Teil dem Wurzel

Feuer

Das ist das Zeichen für Feuer. Wahrscheinlich entstanden aus dem Bild für Lagerfeuer.

Metall / Gold

Das Zeichen bedeutet Gold. Es zeigt die Goldklumpen im Bergwerksschacht

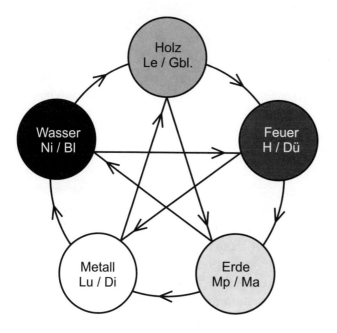

*Die fünf
Wandlungsphasen
(Wu-xing)*

Wir Menschen sind ein Teil der Natur.

Wir, als Menschen mit Seele und Geist, haben mit der
Natur in Einheit zu leben. Mit anderen Worten, wir haben
mit den kosmischen Gegebenheiten zu harmonieren: mit
der Sonne, mit dem Mond, mit der Erde. Wir müssen uns
nach den Himmelsrichtungen richten. Wir haben die Na-
turgesetze zu achten; die Beschaffenheit der Berge, Flüsse, Pflanzen und Tiere. Und wir haben zu akzeptieren,
daß alle Lebewesen eine Seele besitzen.

Wenn wir nicht die Natur achten, sondern aus ihr nur Vor-
teile für uns herausholen, wird die Natur zerstört. Gerade
in diesen Jahren sehen wir an vielen Beispielen, wie Na-
turkatastrophen entstehen. Ist die Natur zerstört, so werden auch wir Menschen krank und zerstören uns damit
selbst. Und doch wollen wir immer mehr Fortschritte er-

zielen, schaffen immer mehr Entfremdung um uns herum und haben uns selbst dabei vielleicht längst vergessen. Nach den Lehren des Feng Shui sollten wir sorgfältig unseren Lebensraum planen und mit der Natur verbunden leben! Ein ganz einfaches Beispiel dafür ist, daß die Hauptachse unseres Hauses möglichst in Südrichtung ausgerichtet sein sollte. Hebt sich die Sonne im Sommer hoch über die Dächer, so bleiben die Räume kühl. Im Winter steht die Sonne eher niedrig, so daß sie dann in die Räume hinein scheint und ihre Wärme uns dort erreichen kann. Es gibt in Korea ein bekanntes Gedicht, welches mit den Worten beginnt: „Alle meine Fenster werde ich nach dem Süden öffnen, damit ich das kosmische Qi des Universums empfangen kann, um mich zu erquicken... "

Um die Disharmonie im Körper des Menschen, um seine Krankheiten zu erkennen, sollten wir mehr über die Prinzipien des Yin und des Yang wissen. Das ist die Basis unserer Medizin. Das Wort Tao bedeutet "Weg" und in seinem ursprünglichen Sinne meint es den Weg der Gestirne am Himmel oder auch den sinnvollen Weg, der zum Ziel führt.

Schon 1000 Jahre vor Christus sahen die Menschen ihre Abhängigkeit vom Makrokosmos, der Mikrokosmos also sah seine Abhängigkeit von der Natur. Die Menschen waren den Naturgewalten ausgeliefert, deshalb strebten sie an, sich mit der Natur in einen harmonischen Einklang zu bringen.

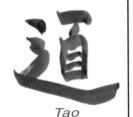

Tao

Yin und Yang

Die praktische Verwirklichung der universellen Harmonie sind Yin und Yang. Yin und Yang – so nennt man in Ostasien das Zusammenwirken aller bösen und guten Kräfte, aller Gegensätze.

Das berühmte Buch "I-Jing" (das „Buch der Wandlungen") soll durch einen mystischen Kaiser namens Fu-Shi (2950 v. Chr.) eingeführt worden sein. Ungefähr 700 Jahre vor Christus wurde diese Ansicht durch Lao-Zhi und dessen Schüler zu einer philosophischen Interpretation der Ordnung aller Dinge entwickelt.

Die taoistischen Gelehrten erkannten die Existenz von zwei im Universum wechselweise wirkenden Kräften, die sie Yin und Yang nannten.

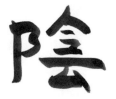

Yin-Zeichen

Alles in der Natur Bestehende erwächst aus dem Zusammenspiel dieser beiden Faktoren und besitzt deren Merkmale. Yin und Yang erzeugen gemeinsam alle Dinge dieser Welt. In allen Bereichen, so auch beim Menschen, kann einmal das eine oder das andere Prinzip vorherrschen.

Yin und Yang stehen jedoch nicht im Widerspruch zueinander, sondern sie ergänzen sich zu einem harmonischen Gesamtbild. Solange sie im Einklang stehen ist alles in bester Ordnung. Bezogen auf den Menschen heißt das, er ist gesund. In jedem Menschen steckt also die Summe der diesem Verhältnis, diesem Einklang entsprechenden Eigenschaften.

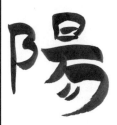

Yang-Zeichen

Yang ist die männliche, väterliche Kraft und wirkt in allem, was im Licht ist, aktiv, hart, trocken, glänzend, warm, schöpferisch und beständig. Yang ist in der Sonne und im Feuer.

Yin ist die weibliche, mütterliche Kraft. Es wohnt in allem Passiven, Feuchtem, Geheimnisvollem, Verborgenem, Wechselhaftem, Wolkigem, Ruhendem, im Schattigen, im Wasser und in der Erde. Yin ist der Mond.

Alles, was hier so gegensätzlich erscheint, bildet eine Einheit. Das eine kann ohne das andere nicht sein. Ohne Licht gäbe es keine Dunkelheit und ohne Trockenheit keinen Regen. Das eine bedingt das andere. Yin und Yang. Mann und Frau.

In früheren Zeichen hat man nach dem Yin und dem Yang des chinesischen Horoskops geheiratet. Oft wurde darüber bestimmt, ohne daß die beiden Partner einander jemals gesehen hatten. Mein ältester Bruder sah seine Braut erst, als sie für das Hochzeitsfoto ihren Schleier hob. Sie haben vier Kinder und leben noch zusammen.

Das Ziel der chinesischen Medizin ist es, Yin und Yang in Einklang miteinander zu bringen und Disharmonien in Form von Krankheiten zu beseitigen.

Ein Beispiel: Hat ein Patient ein rotes Gesicht, hat er Fieber, fühlt sich heiß an im Körper und hat Verlangen nach Kühle, so befindet er sich jetzt in einem akuten Yang–Zustand. Rot ist das Feuer, das Fieber ist ein Hitze–Zeichen. Hier benötigt der Körper Abkühlung, er braucht einen Ausgleich für das Defizit an Yin–Substanz, um wieder in ein harmonisches Verhältnis zu finden. Für ihn ist also Flüssigkeitszufuhr nötig, um die Hitze oder das Feuer in ihm zu löschen.

Qing-Dynastie
Yi-Dynastie
Edo-Zeit

Der Konfuzianismus als gesellschaftliches System herrschte in China, Korea und Japan bis ungefähr 1910, der Qing–Dynastie in China, in Korea der Yi–Dynastie und in Japan der Edo-Zeit. Eigentlich gibt es den Einfluß dieses Systems sogar noch bis heute.

Der Konfuzianismus ist eigentlich keine Religion, sondern ein Kodex der Ethik und Moral, der von dem Chinesen Konfuzius (551– 479 v. Chr.) entwickelt wurde.

Eines seiner wichtigsten Gesetze ist dieser moralische Code: Es soll eine harmonische Beziehung zwischen Familie, Gesellschaft und Staat herrschen. In der Familie hat der Vater einen großen Einfluß auf den Sohn. Dieser Sohn muß seinen Vater ehren und achten und ihm gehorsam sein, ihm nicht widersprechen. Diese ganze Familie wiederum muß dem Staat gegenüber gehorsam sein. So funktioniert die Gesellschaft.

Während des Koguryo–Reiches (gelegen nördlich an der Grenze Chinas), wurde der Konfuzianismus im Jahr 372 als Philosophie eingeführt, die später, im 12. Jahrhundert, während der Yi–Dynastie als Staatsreligion diente.

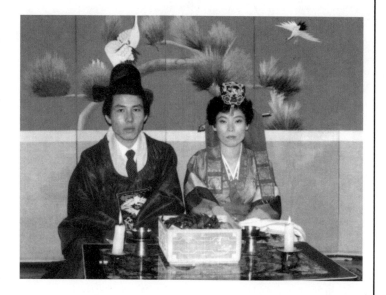

Hochzeit von Yin und Yang

Das Qi – was ist das?

Die Yin und Yang innewohnende Kraft wird Qi oder auch Ki genannt. Das Schriftzeichen für Qi bedeutet Reis und Dampf, wie Reis, der in einem Topf kocht.
Qi ist eine in unserem Körper in bestimmten Bahnen kreisende Energie. Für jeden Asiaten ist das Qi etwas, womit er jeden Tag völlig selbstverständlich umgeht. Für die Europäer ist das Qi jedoch etwas, was ihnen noch ziemlich fremd und unbekannt ist.

Kreislauf der Energie in den Meridianen

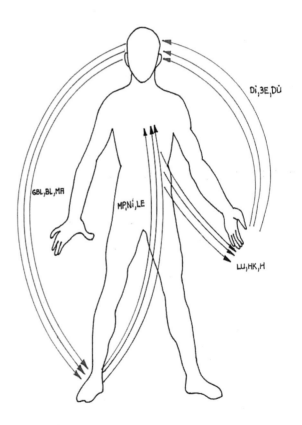

Das Qi ist die Summe der physiologischen Erscheinungen der inneren Organe Zhang-Fu, wie zum Beispiel das Lungen–Qi oder das Leber–Qi. Das Qi, das sich in unseren Organen bewegt nennt man Organ–Qi. Das Qi, das wir atmen, ist das kosmische Qi. Außerdem existieren das Abwehr-Qi (Wei-Qi) und die Lebensessenz (das Tsing-Qi). Die Energiebahnen, auf denen das Qi durch den Körper kreist, nennt man in der chinesischen Medizin die Meridiane. Die chinesische Volkssprache sagt: "Das Qi in mir ist blockiert" oder „das Qi in mir ist leer, ich bin müde". Dieses Qi sehen wir nicht, wir fühlen es.

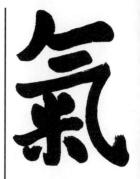

Das Qi Zeichen

Das Qi kann nicht mit Röntgenstrahlen durchleuchtet werden, es ist weder mit Computer-Tomographie noch mit Ultraschall zu erkennen.

Um dieses Qi in unserem Körper in Bewegung zu bringen bemühen wir, die Therapeuten, die mit den Methoden der Traditionellen Chinesischen Medizin arbeiten, uns um die energetische Arbeit – und zwar mit unseren Händen beim Shiatsu/ Tuina/ Tsiab, sowie mit den Nadeln bei der Akupunktur.

Der Verlauf der Meridiane durch unseren Körper wurde durch Jahrtausende erforscht und aus Erfahrungen erfaßt und aufgezeichnet. Legen Sie ihre Finger auf eine Stelle ihres Körpers und üben Sie einen kleinen Druck aus – und Sie werden vielleicht ein „Echo" dieses Reizes an einer ganz anderen Stelle Ihres Körpers fühlen. Ein Beispiel aus meinen Praxis-Alltag: Ich akupunktiere einen Punkt an der Schulter, die Patienten beschreiben, „ein ziehendes Gefühl strahlt in den ganzen Arm aus", oder „ich spüre es in der Hand kribbeln". Das Qi wird von ihnen gespürt. Aus der Wahrnehmung der Reflexe der Hautpartien und Gewebeschichten entstand so vor langer Zeit das Wissen

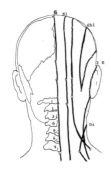

*Meridiane am
Kopf, hinten*

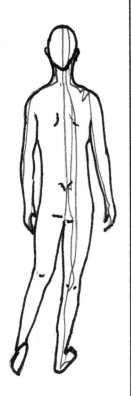

um den Verlauf der Meridiane. Man kannte damals die Ana-
tomie des Menschen nicht, es wurden auch keine anato-
mischen Studien und Öffnungen von menschlichen Kör-
pern vorgenommen – trotzdem konnte man die Verbindung der Meridiane zu den einzelnen Organen finden.

Es gibt im Meridiansystem ein interessantes Phänomen,
die sogenannten "dorsalen Reflexpunkte". Diese Punkte
befinden sich auf unserem Rücken, rechts und links neben unserer Wirbelsäule. Hier können wir die einzelnen
Punkte auf den Meridianen zu diagnostischen Zwecken
nutzen. Bei einem Druck auf diese Punkte reagieren die
gestörten Organe!

Die Meridiane können wir fast mit unserem Nervensystem
vergleichen. Man kann sogar den elektrischen Widerstand
der einzelnen Punkte in den Meridianen messen. Inzwischen ist sogar versucht worden, chirurgisch das Körper-
gewebe auseinander zu nehmen, um die Meridian–Bahnen oder die „Tunnel", durch die das Qi fließt, zu suchen.
Aber man hat nichts davon finden können. Westliche Mediziner stellen sich oft vor, daß alles anatomisch nach-
weisbar sein müßte, genau wie die Blutgefäße, in denen
das Blut zirkuliert.

Es ist für Europäer vielleicht schwer möglich, dies nach-
zuvollziehen, da die westliche Medizin eine analysieren-
de Medizin ist, während die chinesische eine Erfahrungs-
medizin ist.

Es gibt in China sogar eine Geschichte darüber, wie die
Meridiane gefunden wurden, die fast schon Teil unserer
Mythologie ist: Ein kaiserlicher Soldat trug lange Zeiten
eine Wunde an seinem Bein mit sich, die einfach nicht
heilen wollte. Nachdem er aber in einem Kampf von einem dünnen Pfeil an seinem Wadenbein getroffen wurde,
heilte die Wunde endlich zu.

Jeder von uns hat 12 Meridiane in seinem Körper. Sie verlaufen symmetrisch auf der rechten und auf der linken Körperhälfte. Jeder von diesen Meridianen ist einem Organ bzw. einem Körpersystem zugeordnet. Über diese 12 Meridiane hinaus gibt es noch zwei Wundermeridiane, die kein Pendant haben und die sich auf der Mitte der Körpervorderseite und der Körperrückseite befinden.

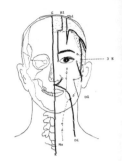

Meridiane am Kopf, vorne

DIE 12 KLASSISCHEN MERIDIANE

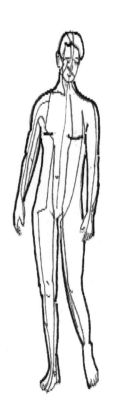

Ich möchte Ihnen nun die 12 klassischen Yin- und Yang-Meridiane vorstellen. Jeder Meridian steht in Beziehung zu einem bestimmten Organ. Werden bei der Anamnese Störungen des Organs erkannt, akupunktiert man jene Punkte, die auf dem jeweiligen Meridian liegen.

Noch einmal zur Erinnerung: Ich habe Ihnen erklärt, daß Meridiane Energieleitsysteme sind, durch die im Unterhautgewebe und zum Teil auch in tiefen Schichten des Muskulaturgewebes alle Körperorgane miteinander verbunden sind. Diese Meridiane haben die Funktion, das Qi, die Körperenergie oder auch Lebensenergie, durch unsere Körper zu leiten und somit ihren Kreislauf zu erhalten.

Der Herzmeridian ist ein Yin-Meridian und steht in Verbindung zum Organ Herz. Sein Partnermeridian ist der Dünndarmmeridian, dieser ist ein Yang-Meridian und ordnet sich dem Organ Dünndarm zu.

Der Milz–Pankreasmeridian ist ein Yin–Meridian. Die Milz und der Pankreas sind das Yin–Organ. Der Magenmeridian ist sein Partnermeridian, er ist ein Yang–Meridian und gehört zum Yang–Organ Magen.

Das Lungenmeridian ist ein Yin–Meridian und dem Yin–Organ Lunge zugeordnet, der Dickdarmmeridian als dessen Partnermeridian ist ein Yang–Meridian, er ist dem Yang–Organ Dickdarm zugeordnet.

Der Lebermeridian gehört zu den Yin–Meridianen und steht mit dem Yin–Organ Leber in Beziehung, der Gallenblasenmeridian gehört zu den Yang–Meridianen und steht in Verbindung mit dem Yang–Organ Gallenblase, und so geht es weiter.

Der Nierenmeridian ist ein Yin–Meridian. Die Nieren gehören zu den Yin–Organen, der Blasenmeridian ist ein Yang–Meridian. Die Blase ist ein Yang–Organ.

Eine Ausnahme gibt es: Der Herzkreislaufmeridian, der auch Herzbeutelmeridian genannt wird, ist ein Yin–Meridian, hat aber keine direkte Organverbindung, sein Partnermeridian, der Dreifache Erwärmer ebenso.

Diese Yin– und Yang–Organe werden jeweils Partnerorgane oder auch Geschwisterorgane genannt.

WIE KANN MAN DIE DISHARMONIE ZWISCHEN YIN UND YANG WIEDER IN BALANCE BRINGEN?

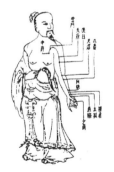

Auf den oben genannten Meridianen befinden sich die Punkte der Akupunktur. Die Akupunktur ist eine der bedeutendsten Therapieformen der chinesischen Heilkunst. „Aku" heißt Nadel, „Punktur" bedeutet so viel wie stechen. Der behandelnde Therapeut sticht also Nadeln in ausgewählte Punkte des Körpers, die auf eben jenen Meridianen liegen.

Sind die Disharmonien zwischen Yin und Yang erkannt, kann man sie durch die Behandlung mit Akupunktur beheben. Dem diagnostizierten Krankheitsbild entsprechend versetzt man dem Meridian einen Energieschub, der die Selbstheilungskräfte des Körper aktiviert.

Oder anders gesagt: Die Akupunktur bringt das Qi, die Lebensenergie, wieder zum Fließen und stellt damit die Harmonie zwischen Yin und Yang wieder her.

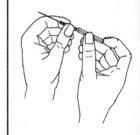

Wie wirkt die Akupunktur, wie reagiert das Shen?

Verschiedene Möglichkeiten der Wirkungsweise der Akupunktur ermöglichen unterschiedliche Anwendungsbereiche. So kann durch den „tonisierenden", belebenden Einfluß der Nadeln eine Anregung erzielt, durch andere, sogenannte „sedierende" Techniken aber der Krankheitszustand beruhigt werden.

Die Manipulationstechniken sind unterschiedlich, die Therapeuten aktivieren oder beruhigen mit den Nadeln, je nach der Diagnose des Patienten. Die genauen Methoden lesen Sie in meinem Buch für Therapeuten– „Akupunktur für die Seele, Therapien nach Wu-Xing (fünf Phasen)"

Akupunktur aktiviert auch die Produktion bestimmter Hormone, wie Endorphine, Dopamin, Serotonin oder Cortison. Endorphine und Serotonin sind sogenannte Glückshormone, sie heben unsere Stimmung, machen uns glücklich. Cortison hat eine entzündungshemmende Wirkung und Dopamin macht uns schmerzfrei.

Mit anderen Worten, ich berühre mit der Nadel oder mit meinen Händen beim Shiatsu/ Tuina/Tsiab das vegetative

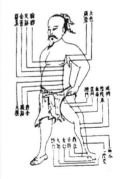

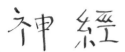

Shen-Jing
heißt das
Nervensytem:
das Shen-
Zeichen
bedeutet auch:
Seele

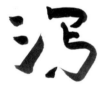

Xie
„Ausleiten"

Nervensystem und leite damit die nervlichen und seelischen Reaktionen – Spannungen, Schmerzen oder Aggressionen – aus dem Körper heraus.

Durch meine langjährige Praxis habe ich viele verschiedene Reaktionen auf Akupunktur-Behandlungen erlebt. Manche Patienten erzählen mir bei ihrem nächsten Besuch, daß sie nach der Akupunktur ein leichtes, erheiterndes Gefühl bekamen, als würden sie fliegen können und in den Wolken schweben. Manche erzählen, sie hatten gute Laune und wollten am liebsten jemanden umarmen. Das sind vegetative Reaktionen.

In dieser Woche habe ich aber auch das Gegenteil erlebt. Eine Patientin, die von mir eine Shiatsu– und Akupunktur–Behandlung bekam, fühlte sich nach der Behandlung sehr müde und entspannt, so daß sie den ganzen Tag geschlafen und sich danach sehr wohl gefühlt hat.

Diese Phänomene nenne ich „ SHEN AUSLEITEN DURCH AKUPUNKTUR".

Auf diese Weise wird die innere Ruhe und das Gleichgewicht wieder hergestellt.

Umstände wie Stress, Missbrauch von Medikamenten und falsche Ernährung tun im Übrigen viel, um Krankheiten Tür und Tor zu öffnen. Hier hat der Therapeut wichtige Aufklärungsarbeit zu leisten. Er kann mit einfachen, natürlichen Mitteln und Ratschlägen dazu beitragen, Körper und Seele gesund zu machen bzw. gesund zu erhalten. Mit Methoden wie Akupunktur, Heilkräutern, Shiatsu/ Tuina/ Tsiab, Tai Chi, Qi–Gong, Yoga und Meditation können wir unserem Körper ohne Medikamente helfen, sein natürliches Gleichgewicht wiederzufinden. Anders gesagt, wir sollten dem Körper einen Anstoß geben, damit er sich selbst mit seinen natürlichen biologischen Kräften regenerieren kann.

Moxibustion

Um die Wirkungen der Akupunktur zu verstärken, arbeiten die Therapeuten mit Moxa. Moxa–Kräuter (Beifuß, Artemisia Vulgaris), werden als kleine Kegel hinten auf die Akupunkturnadel aufgesetzt und dort verbrannt. Dabei erwärmt sich die Nadel und sendet ihre Wärme tief in das Gewebe. Die Wirkung der Akupunktur wird intensiviert, die Durchblutung wird gefördert und das Nervensystem aktiviert. Spannungen und Schmerzen werden dadurch zum Abklingen gebracht.
Untersuchungen dieser Methode haben gezeigt, daß damit die roten Blutkörperchen vermehrt werden, was die Sauerstoffversorgung verbessert und damit das Immunsystem stärkt.

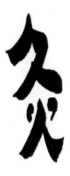

Zhiu

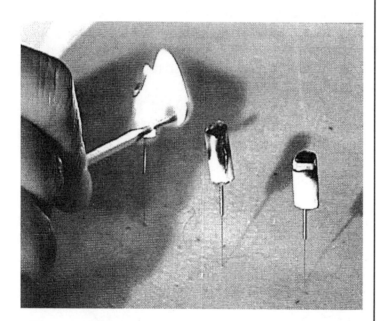

49

Qi Gong und Tai Chi

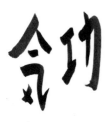

Qi Gong

Qi Gong ist die chinesische Kunst der Körperheilung und Gesunderhaltung durch einfache, für jeden Menschen leicht zu erlernende Übungen. Qi Gong ist eine jahrtausendealte Bewegungskunst, die in China entstanden ist.

Qi – die alles durchströmende, wahrnehmbare Kraft oder Lebensenergie, die durch das Wirken der Übungen aktiviert wird.

Gong (= Arbeit) ist die kunstfertige Fähigkeit, gemeint ist das Trainieren der Lebensenergie Qi, das kontinuierliche Üben. Die Qi Gong-Übungen haben eine gesundheitsfördernde, harmonisierende und heilende Wirkung auf Körper, Geist und Seele.

Ihre Ausführung ist sanft und meditativ. Dabei hilft die Vorstellungskraft mit visualisierten Bildern aus der Natur, wie Himmel und Erde, Sonne und Mond, Wasser, Berg, Kranichen und anderen. Qi Gong kann ein Weg werden, die eigene Persönlichkeit zu unterstützen, enge und alte Muster zu verlieren, für sich selbst und für andere Menschen achtsamer zu werden. Mehr zu sich selbst zu finden und in mehr innerer Zufriedenheit und innerer Freiheit das Herz zu öffnen und die Verbundenheit mit dem Universum zu spüren.

Tai Chi ist als "Schattenboxen", als sanfte Verteidigungsmethode seit alter Zeit bekannt. Heutzutage dient es eher als Übung für Körper und Seele.

Das Fließen der Lebensenergie in den Energiekanälen, den Meridianen, wird angeregt und in Bewegung gebracht, Blockaden werden gelöst. Wir lernen Energieaufbau,

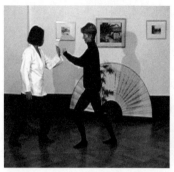

Methoden zum Schutz von Krankheiten, zum Ausleiten von krankmachenden Faktoren.
Wir erlernen Übungen zur Selbstheilung. Wir spüren und stärken dabei unsere eigene Kraft und bringen uns mit uns selbst und unserer Mitwelt in

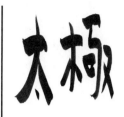

Tai Chi

Harmonie. – Um die heilsame Wirkung des Qi Gong und Tai Chi zu erfahren, ist ein regelmäßiges Üben nötig.

Tuina / Shiatsu / Tsiab – mit den Händen die Seele berühren

Beim Tuina wird der Körper durch Tui (Stoßen) und Na (Ziehen) aktiviert. Shi und Tsi bedeutet „Hände", Atsu und Ab heißt „Drücken". Shiatsu, Tuina und Tsiab sind in Europa als Akupressur bekannt. Diese Benennung ist nicht ganz korrekt, die Therapien sollten besser in wörtlicher Übersetzung „Händedruck-Therapie" heißen.
Es wird durch Drücken, Dehnen, Strecken, Klopfen und verschiedene Bewegungsübungen das Qi im Meridian versorgt. Die Arbeit an den Meridianen fördert die Zirkulation des Blutes und erzeugt die für ein geistig und körperlich harmonisches Leben nötige Qi–Energie.
Wir wissen, daß die Formen der Händedrucktherapie Shiatsu, wie wir sie zur Zeit ausüben, vor 100 Jahren in Japan entwickelt wurden. Ebenso als Tuina in China und als Tsiab in Korea. Diese wurden traditionell in der Familie weitergegeben.

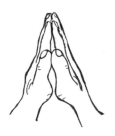

„Meine
Hände
sind
Medizin"

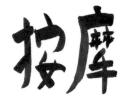

Anma

Meine Großmutter sagte früher oft zu uns: "Meine Hände sind Medizin". Drückte sie auf bestimmte Stellen des Körpers, verschwanden sofort Bauchschmerzen, Kopfschmerzen oder Schnupfen.

Das alte Wort für Tuina heißt "Anma" ‚An' bedeutet Anfassen, Streichen, ‚Ma' bedeutet Verzaubern oder magisch sein. Es gibt das Sprichwort bei uns: "Die Frauen sollten ihrer Schwiegermutter Tsiab geben", damit sie besänftigt wird. Somit vermeidet man Streitereien, Eifersüchtelei oder Missverständnisse. In Europa gibt man sich die Hände; aber viele berühren einander ansonsten nicht. Zwischen Eltern und Kindern fehlt es an Berührung, in manchen Ehen fehlen diese Zaubereien!

Berühren und berührt werden und dabei das Qi spüren! Das ist unsere Arbeit; miteinander kommunizieren, geben und nehmen, Harmonien schaffen. Damit können wir die Welt in Ordnung bringen. Daran glaube ich fest. Besonders dankbar sind wir, daß wir geben dürfen. „Ärgere dich nicht, sei freundlich zu den Menschen, die in deiner Nähe sind und denen du begegnest. Verdiene deinen Lohn ehrlich. Achte ältere Menschen und deine Lehrer".

Das sind Lehrsätze in unseren Seminaren.

In meinen Seminaren lernt man den eigenen Körper näher kennen. Wir spüren die Qi–Energie, die in unserem Körper fließt. Wir befassen uns mit dem sogenannten Lebenszentrum "Dantien". Ferner üben wir die Bauchatmung und bemühen uns um die Sensibilisierung der Hände, um die Feinheit des Tastsinns zu erlernen.

Um Tuina anwenden zu können, sind Kenntnisse über die Meridiane nötig. Wir haben zwölf klassische Meridiane und acht Wundermeridiane. Diese zeige ich bei Tuina–Seminaren. Die Ausbildung dauert ein Jahr.

Behandlungen (im wahren Sinne des Wortes "Be–Hand–lungen") und Therapien nach den fünf Wandlungsphasen werden ausführlich gelehrt. Zum Schluß runden wir mit einem Chakren- und Reiki- Praktikum das Seminar ab und beenden es mit einer Prüfung und einem Zertifikat.

Danach ist man in der Lage, anderen zu helfen.

Leidet die Seele, das Shen, können wir sie mit unseren Händen berühren.

Wir können dies auch „Körper-Shen-Therapie" nennen.

Diese Körperberührungen sind für uns nötig, um das Gleichgewicht zu erlangen.

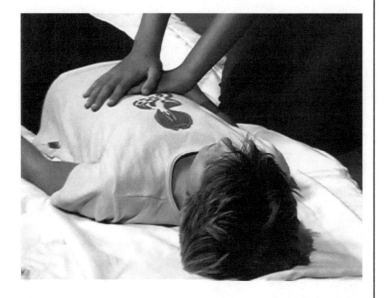

Körper-Shen-Therapie

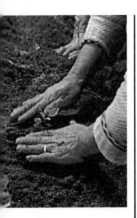

*Chinesische/
Koreanische /
Japanische
Heilkräuterkunde
alt aber ganz
aktuell
verwendet*

Heilkräuter, Ostasiatische Heilwurzeln als bewährte Naturheilmittel

Ein wichtiger Teil der chinesischen Heilkunst ist die Heilkräuterkunde.

Die traditionellen Rezepturen (Fang Ji Xue) sind nach wie vor sehr wirksam. Nach der Anamnese werden individuell die Heilkräuter für den Patienten zusammengestellt.

Man nimmt die Kräuter gern als gekochte Konzentrate, oftmals auch in Kugelform oder als Pulver; auch Salben könnte man daraus herstellen.

In der Traditionellen Chinesischen Medizin spiegelt sich die konfuzianische Gesellschaftsordnung auch in der Heilkräuterkunde. Man unterscheidet vier Rangfolgen: die Herrscher, die Minister, die Assistenten und die Boten-Heilkräuter. Die Herrscher-Kräuter (Königskräuter) spielen die

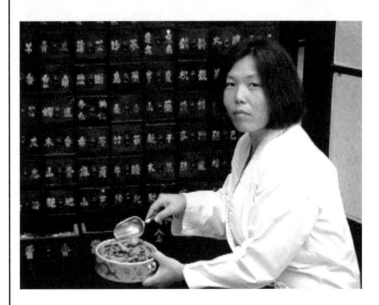

wichtigsten Wirkungsrollen in einer Rezeptur. So könnte sich eine Rezeptur aus folgenden Abstufungen zusammensetzen:

Herrscher-Heilkräuter	– Jun Yao
Minister-Heilkräuter	– Chen Yao
Assistent-Heilkräuter	– Zuo Yao
Boten-Heilkräuter	– Shi Yao

Zum Beispiel bei einem Patienten mit Qi-Mangel ist Ginseng in einer Rezeptur als Herrscher-Wurzel enthalten. Bei einer Erkältung sind in der Rezeptur Ma Huang Tang, die Herba ephedrae die Herrscher-Kräuter, die schweißtreibend wirken, beigefügt, während Ramulus cinnamoni als Minister-Kräuter den Meridian erwärmt. Als Assistent-Kräuter dienen Semen armeniacae, sie wirken den Hustenreiz stillend und bessere Atmung fördernd, dazu Radix Glyzyrrhizae als Boten–Kräuter, die das Qi stärken.

Welche Krankheiten behandle ich in der "OASe", meinem Zentrum für chinesische Medizin?

In meinen Zentrum therapiere ich und bilde Schüler ganzheitlich in allen Bereichen der TCM aus: in klassischer Akupunktur, Tuina/ Shiatsu/ Tsiab und Heilkräuterkunde.
Qi Gong und Tai Chi lehren in der OASe andere Meister und Meisterinnen, Übungsstunden werden regelmäßig angeboten. Auch Meditationen finden statt.

OASe:
Ost Asiatisches
Seminar

Ich behandele in der „OASe" folgende Krankheiten:

Vegetative Dystonie, Psychosomatische Beschwerden:

Schlafstörungen, Ängste, nervöse Herzbeschwerden, Herzrhythmusstörungen, Kopfschmerzen, Migräne.

Akute und chronische Schmerzzustände:

Halswirbelsäulenbeschwerden (HWS–Syndrome), Lendenwirbelsäulebeschwerden (LWS Syndrome), Ischialgie, Schulter-Arm- Syndrome, alle orthopädischen Beschwerden, Zahnschmerzen

Neuralgien aller Art:

Trigeminusneuralgie, Interkostalneuralgie

Tinnitus (Ohrgeräusche)

Tennisellenbogen (Epikondylitis)

Rheumatoide Arthrosen aller Art

Gelenkbeschwerden (Arthrosen):

Hüftgelenkbeschwerden und Hüft-Arthrose, Kniearthrose, Kiefergelenkarthrose, Sportverletzungen; Schmerzen an Fingern, Handgelenken und Sprunggelenken

Raucher-Entwöhnung mit Ohrakupunktur

Fastenkur, Übergewicht:

Entfettung und Entschlackung mit Ohrakupunktur

Lungenleiden:

Asthma Bronchiale, chronische Bronchitis, Sinusitis, Tonsilitis.

Allergien

Hautkrankheiten

Frauenleiden:
klimakterische Beschwerden, unregelmäßige Mensis.

Immunitätsstärkung und vorbeugende Maßnahmen (Präventation) und Krebsnachsorge:
Eigenbluttherapie, Autovaccine-Therapie, kombiniert mit Heilkräuterkunde und Homöopathie.

Magen-/ Darm-Erkrankungen: Gastritis, Colitis
Therapien gegen Pilze und Bakterien

Blasen-/ Nierenbeschwerden

Halbseitige Lähmung (Hemiplegie) nach Schlaganfall (Apoplex)

Morbus Meniére:
Schwindelanfälle, Gleichgewichtsstörungen

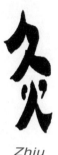

Zhiu

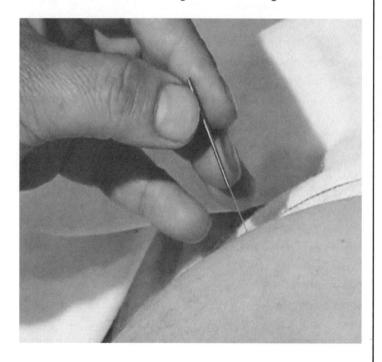

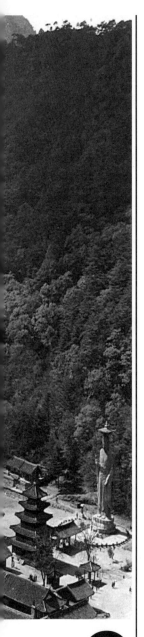

DIE CHINESISCHE MEDIZIN ZEIGT SICH IN OSTASIEN IN DER SPRACHE DES ALLTÄGLICHEN LEBENS

In meiner Kindheit in Korea kannte ich nichts anderes als chinesische Medizin. Wenn ich krank wurde, bin ich zu einem alten Mediziner, der weit von uns entfernt hinter den Seen, in den Bergen lebte, zu Fuß gelaufen. Im Sommer bekam ich oftmals Bauchschmerzen und Durchfall. Da es damals keinen Kühlschrank gab, wurde das Essen in den Brunnen hinunter gelassen und in dem kühlen Wasser aufbewahrt. Dieses Essen war oftmals verdorben, da es nicht genug temperiert war.

Der alte Mediziner stach meinen Daumen und meinen Zeigefinger schnell mit einer Nadel und ließ dann Bluttropfen aus den Fingern laufen. Ein paar Nadeln waren gleichzeitig an meinem Bauch. Danach ging es mir schnell wieder besser und ich konnte wieder essen. Manchmal mußte ich im Winter bitteren Heilkräuter-Sud trinken, gegen Erkältung und hartnäckigen Husten.

Im Frühjahr bin ich, von meinen Eltern geschickt, mit den Nachbarn zusammen in die Felder und Berge gegangen, um die ersten Kräuter, die frisch aus der Erde kamen, zu pflücken, da sich in diesen über den langen Winter das meiste Qi gesammelt hatte.

Mit diesen Kräutern machten wir Salate oder bereiteten Reiskuchen zu. Ich habe heute noch in Erinnerung, wie gut es geschmeckt hat.

Unser Nachbar, den wir Onkel nannten, ging häufig in die Berge, um den wild wachsenden Ginseng zu sammeln. Diesen tauschte er auf dem Markt gegen Nahrungsmittel aus, die er zu Hause nicht hatte.

Er hatte häufig große Schmerzen an der Schulter, die er sich durch die viele Arbeit auf dem Reisfeld oder dem Ingwerfeld zuzog. Ich sah oft, wie seine Frau seine Schulterpartie mit ihrer Faust oder Handfläche klopfte und schob. Wenn das nicht half, ging er an den Fluß und holte Baumrinde von den Bäumen, die dort wuchsen. Ich nehme an, es waren Weiden, die natürliche Salicylsäure enthalten. Er kochte sie aus und trank den Sud. Am nächsten Tag sah ich ihn wieder arbeiten. Dieselbe Säure ist in den Aspirintabletten enthalten, die in Europa weit verbreitet sind.

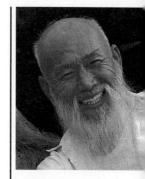

Ein herzlicher koreanischer Opa

Buddhistische Mönche, die in Tempeln fern der Zivilisation, in Bergen lebten, ernährten sich von Pflanzen, die im Wald wuchsen. Das kosmische Qi holten sie sich barfüßig aus den Bäumen. Sie ernährten sich vegetarisch. Da sie eiweißhaltige Pflanzen brauchten, ernteten sie Sojasprossen oder Maifarn und andere wilde Kräuter. Besonders die jungen Maifarn-Sprosse haben eine beruhigende Wirkung.

Diese Mönche haben die Akupunktur für die ideale Heilkunst für sich gehalten, da sie ohne großen Aufwand und ohne Nebenwirkungen zu nutzen war.

Am Ende des 19. Jahrhunderts gab es in Süd-Korea einen Mönch namens Ok-Tien, der durch seine Heilkunst mit Nadeln und durch seine energetische Arbeit bekannt geworden war. Seine Nadel-Methode lernte ich von meinem 80 Jahre alten Lehrer, der traditioneller chinesisch-koreanischer Mediziner war.

Traditionelle Chinesische Medizin ist in China und Korea auch in der Sprache verkörpert. In der ganz normalen Alltagssprache des Volkes sind medizinische Ausdrücke häufig zu finden. Wenn jemand sich ärgert, so sagt derjenige zum Beispiel nicht: Ich ärgere mich, ich kann das nicht verstehen! Er drückt sich lieber indirekt aus und sagt: „In mir ist das Qi blockiert!".

Statt „Du bist ein mutiger Mensch wie ein Samurai oder ein Huarangdo" (eine tapfere und mutige Jugend– Bewegung, die aus dem Taoismus entstanden ist), sagt man im Koreanischen auch: „Deine Gallenblase ist groß". Wenn jemand vergeßlich oder verwirrt ist, so spricht man: "Deine Seele ist aus deinem Körper gegangen"

Für alle Schichten der Bevölkerung ist die Akupunktur-Therapie selbstverständlich. Aber für die Therapeuten ist es nicht selbstverständlich, diese Heilkunst anzuwenden. Manchem sind die Gaben vom Tien, dem Himmel, schon in die Wiege gelegt. Auch wir in Korea, China und anderen fernöstlichen Ländern suchen nach einem Mediziner der Traditionellen Chinesischen Medizin, der wirklich das Handwerk versteht und es anwendet. Wir gehen nicht zu jedem Mediziner, sondern wir suchen gezielt nach einem Arzt, der auf viele Heilungen verweisen kann. Über Tausende von Kilometern kommen Patienten zu einem Heiler, von dessen Erfolgen sie gehört haben.

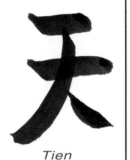

Tien

DAS INTERESSE AN AKUPUNKTUR WÄCHST IN EUROPA

In Deutschland ist die Akupunktur im Vergleich zu vor zehn Jahren viel bekannter geworden. Wenn Zeitungen damals darüber berichteten, so lautete beispielsweise eine Überschrift eines damals eher skeptischen Artikels: „Akupunktur im Prüfstand". Jetzt aber schreiben dieselben

Zeitungen über Akupunktur eher sachlich, offen und positiv, worüber ich mich sehr freue. Zum Beispiel gab es im Februar 2000 nicht nur in medizinischen Fachzeitschriften mehrere Artikel darüber, wie gut Akupunktur gegen den Schmerz hilft und wie gut sie der Seele tut. Einige Krankenkassen versuchen Wirkungsproben mit Akupunktur und haben positive Erfahrungen. „Akupunktur ist unersetzlich für die Schmerztherapie" hieß es in ihrem Bericht. Und trotz alledem höre ich immer noch von meinen Patienten, daß sie ihrem behandelnden Arzt nicht erzählen können, daß sie zu mir zur Akupunktur gehen. Manche Ärzte halten anscheinend auch weiterhin nichts von Akupunktur und möchten lieber immer weiter Medikamente verschreiben und spritzen.

Auch manche ihrer Freunde, so sagen meine Patienten, reagieren skeptisch und sagen: „Man muß an Akupunktur glauben, um von ihrer Wirkung überzeugt zu sein!" Menschen, die diese Meinung jedoch vertreten, haben bisher keinen Kontakt mit chinesischer Medizin gehabt und besitzen keine Kenntnisse darüber.

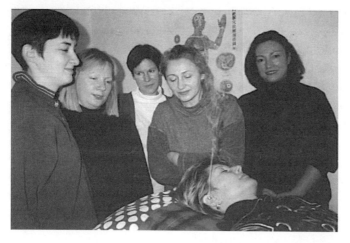

Europäerinnen im Seminar

Es ist immer wichtig, an eine positive Wirkung eines Medikamentes oder einer Behandlung zu glauben. Aber der Glaube ist nicht unbedingt notwendig, um eine Wirkung zu erzielen.

Die gesunde Neugierde und das Interesse machen uns geistig offen und bringen uns Bereicherung. Manche haben Angst, sich etwas Neuem zu öffnen, es in sich aufzunehmen. Sie bleiben lieber in ihrem alten Schema, sind behaftet mit Vorstellungen und Vorurteilen. Und das, noch bevor sie überhaupt andere fremde Dinge kennengelernt und sich selbst damit konfrontiert haben.

In Deutschland gibt es das Sprichwort „Was der Bauer nicht kennt, frißt er nicht."

Wer Akupunktur, wer Traditionelle Chinesische Medizin lernen möchte, sollte offen sein und versuchen, seinen Kopf frei zu machen. Wenn der Kopf voll ist, gibt es keinen Platz mehr, um etwas Neues, Unbekanntes darin aufzunehmen. Denn fernöstliche Medizin fordert andere Einstellungen, anderes Denken und Verständnis.

Wir sollten Traditionelle Chinesische Medizin nicht ständig mit Schulmedizin vergleichen. Wir sollten lernen, ohne Vorurteile die Dinge so wahrzunehmen und sie so anzunehmen, wie sie sind. Es ist einfach so, daß es im Leben viele Dinge gibt, die man nicht erklären kann, bei denen auch eine Analyse keine Erklärung bringt. Und trotzdem gehören die Kenntnisse über sie seit jeher zur Traditionellen Chinesischen Medizin dazu. Dies ist ein Erfahrungswissen, das im Laufe von Jahrtausenden aus den Beobachtungen und Erfahrungen der Menschen erwachsen ist.

Viele Krankenkassen wollen noch immer die Kosten für die Akupunkturleistungen nicht übernehmen. Sie seien „wissenschaftlich nicht anerkannt", heißt es in ihren Zahlungsbedingungen. Einige Kassen riefen mich an und erklärten mir, sie würden die Akupunktur anerkennen und als Leistung bezahlen, aber die Moxibustion nicht. Ihnen habe ich entgegnet, daß Moxibustion zur Akupunkturtherapie gehört, so wie der Daumen zu den Fingern der Hand. Sie kennen Romeo - aber Julia kennen Sie nicht?

DREITAUSEND JAHRE AKUPUNKTUR, MOXA UND KRÄUTERMEDIZIN: GESCHICHTE EINER LANGEN ENTWICKLUNG

Die Entwicklung der Akupunktur und ihrer Nutzung ist ein wichtiger Bestandteil der Menschheitsgeschichte.

Die Akupunktur entwickelte sich in China vor mehr als 3000 Jahren. Gegenden wie die an den Ufern des Gelben Flusses spielten eine bedeutende Rolle in der Entwicklungsgeschichte der chinesischen Medizin. Durch Überschwemmungen und andere klimatische Einflüsse, wie die Kälte, die mitunter bis minus 45 Grad sank, waren die Menschen dort ihrer Umwelt besonders ausgeliefert. Gleichzeitig war diese Region durch die fruchtbaren Böden in den Uferbereichen eine wichtige Nahrungsquelle. Der Fluß war ein bedeutender Transportweg. Wie sich die Menschen im alten Mesopotamien an den Flüssen Euphrat und Tigris sammelten und dort begannen, ihre Kultur zu erschaffen – so sammelten sich die Menschen 1000 Jahre vor Beginn unserer Zeitrechnung hier am Gelben Fluß. Quer durch das Land entwickelten sich damals die ersten Anfänge einer heute Jahrtausende alten Heilkunst.

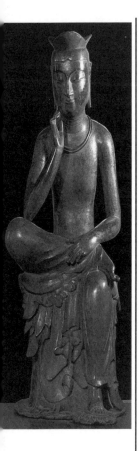

Im klimatisch rauheren Norden, an der Grenze zu Rußland und zur Mandschurei entwickelten sich Methoden wie die Moxibustion. Dies erscheint logisch, da die Moxibustion ja eine Wärmetherapie ist, bei der Kräuter über der zu behandelnden Körperstelle abgebrannt werden und dort Wärme erzeugen.

Im Nordosten des Landes behandelte man viele Krankheiten mit Kräuterextrakten, auch im nördlichen Teil von Korea, wo die kalten Winde stark wehten.

Maitreya aus der Zeit der Drei Reiche

Geographische Zeichnung der Drei Reiche um 400 n. Chr.

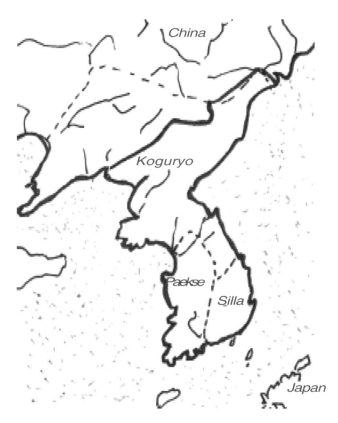

Im Süden sind klimatisch mehr Feuchtigkeit und Wärme vorherrschend. Hier waren es deshalb eher Rheuma oder Arthrose, die als häufige Krankheiten das Bild der chinesischen Medizin beherrschten.

In diesem Gebiet wurde dann auch die Akupunktur zum ersten Mal in einer Schrift erwähnt.

In den gemäßigten Regionen im Zentrum des Reiches der Mitte, wo die Menschen sich ca. 200 v. Chr. in der Han-Dynastie sammelten und begannen, Städte zu gründen, trafen sie sich auch, um sich gegenseitig zu behandeln. Die Heilkünste der verschiedenen Regionen begegneten sich hier. Es entwickelte sich die Methode des Anma.

Erste Aufzeichnungen der chinesischen Heilkunst finden sich in einer Zusammenstellung aus der Zho Ära – in der Han Dynastie (5. Jh. v. Chr. – 221 n. Chr.), im "Huang ti Nei Jing" , „Des Gelben Kaisers Klassiker der Inneren Medizin". In diesem Buch sollen die Gespräche zwischen Kaiser Huang ti und seinem Minister niedergeschrieben worden sein. "Der Gelbe Kaiser sagt, das Herz öffnet sich zur Zunge, die Lunge öffnet sich in die Nase und die Leber in die Augen....."

Nach Korea kam die Akupunktur während der Zeit der großen drei koreanischen Königreiche. Durch einen Gesandten namens Ji–Chong wurden zur Zeitwende 160 Bücher über Akupunktur nach Koguryo gebracht. Die drei Reiche waren Koguryo (37 v. Chr. – 668 n. Chr.), welches geographisch nahe an China lag, Paekche in der Mitte der Landes (18 v. Chr. – 660 n. Chr.) und Silla (57 v. Chr. – 935 n. Chr.), das in der Nähe von Japan war. In dieser Zeitperiode entstand die Blütezeit der Kultur unter dem Buddhismus.

Der chinesische Gelehrte Fou Mi Hwang schrieb im 6.

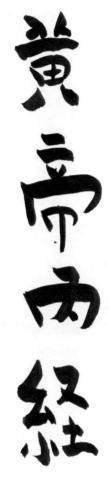

Huang ti
Nei Jing

Jahrhundert über die klassische Akupunktur und Moxibustion in seiner Schrift „Zhen Jiu Jia Yi Jing". Hier finden wir die erste schriftliche Erwähnung der Moxibustion.

Aus der Zeit der Tang-Dynastie (581 – 618) gibt es die berühmten chinesischen Ausgrabungen. Das Berliner Ost-Asiatische Museum zeigte in einer Ausstellung die Tang-Pferde, unendlich viele Pferde und Soldaten, die mit ihrem König begraben wurden. Zum Glück sind sie aus Ton, denn in noch früheren Zeiten wurden die Diener lebendig mit ihrem König bestattet.

In dieser Tang-Dynastie wurden erstmalig Ärzte ausgebildet. Auch die 12 klassischen Meridiane wurden hier zum ersten Mal vollständig dargestellt. Die heute angewandten Akupunkturpunkte sind aus der Ming-Dynastie (1368-1644).

Ming-Dynastie

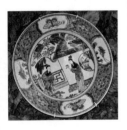

*famille
verte*

Diese Ming-Dynastie ist Ihnen vielleicht durch ihre florierende Kultur bekannt, aus der auch die wunderbaren blau-weißen und bunten Porzellane der famille verte stammen. Famille verte hat fünf verschiedene Farben: Gelb, Rot, Grün, Blau und Aubergine.

In dieser Zeit war auch die Akupunktur auf ihrem Höhepunkt angelangt. 365 Punkte wurden damals festgelegt und acht Wundermeridiane bekanntgegeben.

Im 16. Jahrhundert schrieb der koreanische Minister Zhun Hur, der Leibarzt des Königs Yi, das Buch „Spiegel der Orientalen Medizin". Viele Jahre später, in der Qing-Dynastie, verbot der Kaiser die Heilkunst mit den Nadeln an seinem gemeinen Volk. Von da an war diese Medizin zum Niedergang verurteilt. Dafür setzte sich dann wiederum die Heilkräuter-Kunde mehr und mehr durch. Die Akupunktur wurde aber keinesfalls vergessen. Sie wurde im Geheimen von Generation zu Generation, vom Vater zum Sohn weitergegeben.

In der chinesischen Geschichte zwischen 1814 und 1914 fing das Volk an zu leiden. Durch das Eindringen der westlichen Mächte, wie zum Beispiel der Engländer, Amerikaner und durch den Opiumkrieg und den Boxeraufstand wurde der langsame Zerfall der Dynastie herbeigeführt. Nach dieser Zeit wurde die westliche Medizin in China eingeführt und dominierte gegenüber den Traditionellen Chinesischen Heilungsweisen mit „Wundermitteln" wie Antibiotika und Penicillin.

Von 1910 bis 1945 gab es im Osten zwei Kriege. Es gab die Rote Revolution, bei der Mao Tse Tung an der Spitze stand und es gab die Bildung einer Neuen Republik.

Zu Beginn seiner Regierung verbot Mao die Traditionelle Chinesische Medizin. Er zerstörte, was er für alt und unmodern hielt, zum Beispiel auch die alten Tempel und Paläste. Aber nach der "Hundert-Blumen-Bewegung" schaffte er die bewährten Barfußärzte wieder an und bildete weitere aus. „Barfußärzte" waren einfache Mediziner, die dem Volk nahe waren, die die arme Bevölkerung auf dem Land ohne großen Kostenaufwand therapierten und sofort Hilfe leisteten. Im Gegensatz dazu gab es die traditionellen chinesischen Mediziner, die ihr Wissen geheimhielten und hüteten und es nur innerhalb der eigenen Familie weitergaben.

In Japan entwickelte sich dann gegen Ende des 19. Jahrhunderts besonders die Fingerdrucktherapie, Shiatsu genannt. In Korea finden wir wichtige Aufzeichnungen über Heilkräuter. Wir finden auch Körperstudien des Herrn Zhema Lie, der die alte Heilkunst in neuen Formen bearbeitete, um die Therapie einfacher und verständlicher zu machen. Er arbeitete vier Körperstudien heraus: den großen Yang-Typ, den kleinen Yang-Typ, sowie den großen Yin-Typ und den kleinen Yin-Typ.

Für jeden dieser vier Konstitutionstypen stellte er genau abgestimmte Therapiemethoden aus der Ernährung, der Heilkräutermedizin und der Akupunktur vor. Ich habe sein Buch darüber gelesen und Seminare über ihn besucht und das, was ich für meine Arbeit mit den Kranken brauche, für mich übernommen. Seine Differenzierung von Yin und Yang und ebenso seine Pulsdiagnose nach Konstitutionstypus sind leichter zu erlernen als die herkömmlichen Methoden.

Am Beispiel des Funktionskreises Milz–Pankreas möchte ich Ihnen nun erläutern, was damit gemeint ist, wenn die Traditionelle Chinesische Medizin von den Funktionskreisen der Organe spricht. Der Begriff des Funktionskreises beschreibt in der Traditionellen Chinesischen Medizin, welche Aufgaben ein Organ in Verbindung zu seinem Partnerorgan und zu allen anderen Organen in unserem Körper hat. Hierbei ist die ganzheitliche Sicht auf den Menschen und seine Organe wichtig.
In der chinesischen Medizin finden Sie oft die Schreibweise MP für Milz und Pankreas. Wenn man den Funktionskreis Milz–Pankreas meint, spricht man in der chinesischen Sprache vom Pi. Wir haben hier also nur einen einzigen Begriff für die beiden Organe; ihre Funktionen werden in der chinesischen Medizin nicht voneinander unterschieden.

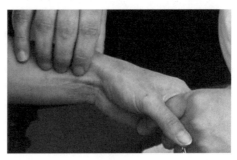

FUNKTIONSKREISE DER ORGANE

YIN UND YANG-SYMPTOME

Jede Krankheit kann Yin- und Yang-Symptome in sich tragen. Dies erscheint Ihnen vielleicht auf den ersten Blick unverständlich oder als Widerspruch. Um diesen Zusammenhang etwas klarer zu machen, möchte ich noch einen kurzen Exkurs machen und Ihnen die Erscheinungsbilder von Kälte und Hitze erklären. Aus ihnen werde ich im nächsten Absatz die Erscheinungsbilder von Yin- und Yang-Symptomen ableiten.

Kälte-Symptome sind: ein blasses Gesicht, kalte Hände und kalte Füße. Der Patient hat ein Verlangen nach Wärme, ein Verlangen nach Berührung. Er ist ruhig, redet nicht viel, hat eine leise Stimme. Manchmal finden sich bei ihm auch Zeichen von Apathie, er liegt gerne, ist ein wenig lethargisch. Wahrscheinlich zeigt er eher ein introvertiertes Verhalten. Er hat wenig Appetit, keinen Durst, hat Feuchtigkeitsansammlungen und es können bei ihm Durchfälle auftreten.

Bei Kältesymptomen wird in der chinesischen Medizin tonisiert, das heißt, es werden belebende, kräftigende Methoden angewendet.

Hitze-Symptome sind: Herz-Kreislauf-Krankheiten, ein rotes Gesicht. Der Patient hat ein Hitzegefühl im Körper, er hat eine Abneigung gegen Wärme. Somit läuft er am liebsten barfuß, er verlangt nach kalten Getränken. Manchmal ist er hyperaktiv, zeigt oft ein extrovertiertes Verhalten, ist unruhig. Er redet viel, oft hat er eine laute Stimme. Er kann möglicherweise auch zur Verstopfung neigen, sein Urin kann dunkel sein. Er hat einen schnellen Puls. Wenn seine Zunge trocken ist, hat sie meistens keinen Belag. Bei den Hitze-Symptomen werden in der chinesischen Medizin sedierende, das heißt beruhigende, dämpfende Methoden angewendet.

FUNKTIONSKREIS MILZ-PANKREAS

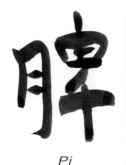

Pi

„MILZ-PANKREAS (MP)"

MILZ – PANKREAS (Pi)
Das chinesische Organzeichen bedeutet Vase, Sammelgefäß und somit Reservoir, oder eben Speicherorgan
Element: Erde
Farbe: gelb
Jahreszeit: Spätsommer
Himmelsrichtung: Mitte
Planet: Saturn
Bezug auf: Bindegewebe, Muskulatur
Geschmack: süß
Emotionen: Grübeln, Schwermut, Ärger
Tugend: Treue
Partnerorgan: Magen
Minimumzeit: 19-21 Uhr
Maximumzeit: 7-9 Uhr

Der Funktionskreis der Milz–Pankreas ist zuständig für den Transport und die Umwandlung der Nahrungsessenz bei der Verdauung. Die Milz entzieht den aufgenommenen Nahrungsmitteln und Getränken die reinen Nähressenzen und verwandelt diese in das, was dann zu Qi und Blut wird. Dieses Qi und das Blut werden weitergeleitet zum Herzen, zu den Nieren und zur Lunge. Von dort aus werden sie in den ganzen Körper weiter gesandt, um ihn zu ernähren.

Süße Nahrung harmonisiert die Milz. Wer eine starke Milz hat, hat eine gute Muskulatur und leidet nicht an Bindegewebsschwäche. Der Milz-Pankreas-Funktionskreis sorgt also für den Transport und die Regulation der Flüssigkeiten im Körper. Die Milz-Pankreas befördern Flüssigkeit nach oben um sie zu verdampfen und somit die Lunge zu befeuchten.

Die Milz liebt Trockenheit, die Lunge dagegen eher Feuchtigkeit. In der westlichen Medizin hat die Milz die Funktion der Bildung von Lymphozyten, Abbau des roten Blutkörperchen und der Blutgerinnung. Die Pankreas (Bauchspeicheldrüse) hat die Aufgabe der Produktion der Verdauungssäfte und des Insulins.

Wenn Sie diese Funktionsbeschreibungen der Schulmedizin ständig im Hinterkopf haben und die Funktionen mit denen vergleichen, die die chinesische Medizin beschreibt, dann werden Sie jetzt sicherlich Probleme bekommen. Bitte behalten Sie Ihren Kopf leer, damit er mit neuen Dingen gefüllt werden kann. Sie haben vielleicht noch immer Schwierigkeiten, die Funktionen des Milz-Pankreas-Funktionskreises in der Sicht der chinesischen Medizin zu verstehen? Stellen Sie sich vor, Sie stehen morgens

„verdampft der Nebel in den Himmel"

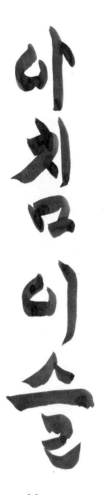

Morgen-
tautropfen

früh an einem See und beobachten die Natur. Sie sehen den Nebel um den See und über dem Wasser. Schauen Sie näher auf die Pflanzen, so sehen Sie, daß auf den Blättern die Tautropfen liegen. Eine Stunde vergeht, und sobald die Sonne anfängt zu scheinen, verdampft der Nebel in den Himmel. Die Flüssigkeiten steigen also nach oben. Es ist derselbe Vorgang wie die Befeuchtung der Lunge durch die Milz-Pankreas.

Ich erinnere mich an meine Kindheit, als meine Mutter morgens die Wäsche auf die Blumen und Pflanzen im Garten legte. Die Tautropfen befeuchteten dann die Wäsche, so daß meine Mutter mit dem Eisentopf, in dem heiße Kohlen lagen, keine Probleme mehr hatte, die Wäsche zu bügeln.

In den 80er Jahren gab es ein Lied in Korea, das „Morgentautropfen" hieß. Das Lied wurde von der bekannten Sängerin Hie-En Yang gesungen. Seine Worte sind auf wunderbare Weise mit der Natur und mit der Seele der Menschen verbunden. Damals wie auch noch heute war es für die Koreaner ein Sport, frühmorgens auf die Berge zu steigen und dort tief Luft zu holen. Ähnlich den Chinesen, die morgens ins Freie gehen um dort Tai Chi-Übungen zu machen. Dieses wunderschöne „Morgentautropfen"-Lied war damals bei uns verboten. Sein Text war dem damaligen Zeitgeist entsprechend und galt als Anspielung gegen den damaligen Diktator.

Das Lied habe ich sehr gerne gesungen. Wenn ich es sang, ging meine Seele auf eine weite Reise und ich fühlte mich frei. Damals war ich 18 Jahre alt und wollte, wie viele andere, aus dem Land heraus.

> ## „Morgentautropfen"
>
> „Die lange Nacht ist vorbei, die Morgentautropfen, die
> an den Blättern hängen sind schöner als Perlen. Wenn
> die Trauer wie Tautropfen an meinem Herzen haftet, stei-
> ge ich auf den Morgen-Berg und schicke ein kleines Lä-
> cheln in die weite Ferne.
> Die Sonne geht rot über den Grabhügeln auf, die glü-
> hende Mittagshitze ist mein Leiden.
> Jetzt aber gehe ich in die wilde Guang-Yia. All die Trau-
> er lasse ich los, und jetzt gehe ich... „

Die Grabhügel spielen in dem Lied eine wichtige Rolle,
sie erinnern daran, daß unter dem Diktator der damaligen
Zeit viele Studenten und andere Menschen, die Widerstand
leisteten, getötet wurden. Die Mittagshitze symbolisiert die
Unterdrückung der Freiheit und die Ungerechtigkeit. Die
Guang-Yia ist das unbekannte weite Land, die Wildnis.

Die Milz-Pankreas befördert also die Flüssigkeit nach oben
und befeuchtet somit die Lunge. Sie ist auch dafür zuständig, die geklärten Flüssigkeiten, also den Schweiß,
durch die Haut auszuscheiden. Ebenso die trüben, unge-
klärten Flüssigkeiten, den Urin, über Niere und Blase.
Die physiologische Richtung, in der die Milz–Pankreas arbeitet, weist nach unten. Tritt nun bei einem Menschen
eine Funktionsumkehrung auf, so führt diese zu krankhaf-
ten Zurückhaltungen bzw. Ansammlungen von Flüssigkeit
in seinem Körper. Die Medizin spricht in diesem Fall von
Flüssigkeitsretensionen. Es kommt beim Patienten möglicherweise zu Ödemen, zu Erbrechen, Übelkeit, Durchfällen oder einem Schweregefühl in den Beinen.
Die Körpersäfte werden in der chinesischen Medizin „Yin

Ye" genannt. Yin ist klare Flüssigkeit, wie Tränen, Schweiß oder Speichel. Ye sind der dickflüssiger Schleim, Sekrete oder Drüsen-Absonderungen. Diese „Yin Ye", diese Körpersäfte, werden also durch eine gut funktionierende Milz-Pankreas umgewandelt und aus dem Körper ausgeschieden. Mit diesen Ausscheidungen verlassen dann auch viele Schadstoffe den Körper, sie werden zum Beispiel durch den Dickdarm ausgeschieden. Diese Schadstoff-Ausscheidung macht die Milz -Pankreas zu einer wichtigen Quelle der vitalen Energie in unserem Blut.

Die Milz-Pankreas hat auch die Aufgabe, die Zirkulation des Blutes in den Gefäßen aufrecht zu erhalten und das Blut am Gefäßaustritt zu hindern.

Sie hat außerdem die Funktion, die Masse der Muskulatur und des Gewebes zu ernähren. Weiterhin hält sie die inneren Organe an ihren Positionen im Körper. Mit all diesen Informationen über den Milz-Pankreas-Funktionskreis ist es nun auch für Sie verständlich, daß für eine Bindegewebsschwäche, eine Gebärmuttersenkung oder auch eine Wanderniere die Milz-Pankreas verantwortlich ist. Zumindest in der Sicht der chinesischen Medizin.

Natürlich hat die Arbeit dieses Funktionskreises auch eine psychische und eine seelische Seite. Die Milz–Pankreas beherrscht das Denken, das Lernen, die Vorstellungskraft des Menschen.

Bei Milz-Pankreas handelt es sich um Erd-Elemente. Diese Erd-Elemente haben mit der Realität zu tun, mit präzisem Denken und Handeln. Man sagt in Deutschland: Man soll die Füße fest auf dem Boden haben. In Asien sagen wir: Wir müssen unsere Mitte finden. – Und in dieser Mitte befinden sich die Verdauungsorgane, wie Milz-Pankreas, Leber, Galle, Magen. Diesen Bereich nennen wir den Mittleren Erwärmer.

„Wer in der Mitte bleibt, der dauert."
Laotse

Das berühmte Buch „Des Gelben Kaisers Klassiker der Inneren Medizin" sagt: Die Milz-Pankreas öffnen sich in Mund und Lippen. In diesen Bereichen kann es bei Funktionsstörungen des Milz-Pankreas zu Entzündungen kommen. Sie verstehen nach dem Lesen der letzten Seiten nun bestimmt schon viel besser, daß eine Entzündung der Mundschleimhaut mit einer Funktionsstörung des Milz-Pankreas-Funktionskreises zu tun hat.

DISHARMONIE DER MILZ-PANKREAS

Denken wir über Disharmonien oder Krankheitssymptome der Milz-Pankreas nach, so müssen wir auch den Magen und seine Probleme immer im Hinterkopf behalten. Dies ist so, weil der Magen der Partner oder das Geschwisterorgan der Milz-Pankreas ist.
Der Magen ist das Feld, in dem unsere Nahrung aufgenommen wird. Er heißt auf Chinesisch „Wei". Die Disharmonie im Funktionskreis der Milz-Pankreas kann zu einem Mangel an Qi führen. Ebenso kann es auch zu einem Blutmangel kommen, zur Gebärmutterblutung, zu Dysmenorrhoe, das heißt zur schmerzhaften Monatsblutung bei Frauen. Die Patienten können auch Blut im Stuhlgang oder Hämorrhoiden haben.
Andere Erscheinungsbilder der Milz-Pankreas-Disharmonie, die sehr deutlich auf das Partnerorgan Magen hinweisen, sind Durchfall, Appetitlosigkeit, Spannungen im Oberbauch, in der Gegend des Solarplexus und in der Magengegend. Auch Völlegefühl, Übelkeit, Erbrechen, Blähungen und Meteorismus können auftreten. Es kann zu Benommenheit, Abgeschlagenheit und Antriebslosigkeit

kommen. Schwermut, Sorge und Grübeln sind Symptome von Disharmonien in Magen und Milz-Pankreas.

Die Wirkungen gehen in beide Richtungen: leidet der Körper lange Zeit, so wird davon auf die Dauer auch die Seele krank. Schwermut, Sorge und Grübeln können daraus entstehen. Aber auch umgekehrt – leidet die Seele über lange Zeit, so wird schließlich auch der Körper krank. Das ist es, was wir Shen-Krankheit nennen.

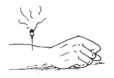

Wenn die gestauten Gefühle im Inneren höher steigen, werden die Spannungen im Körper größer. Der Nacken und die Schulter sind verspannt.

Man findet dort sogar Spannungsknoten oder Gewebeschwellungen (bei Frauen häufig Brustknoten und Lymph-

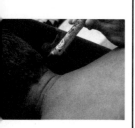

Moxibustion
am
Gallenblasen-
Meridian

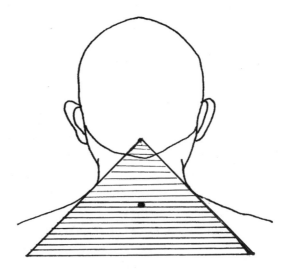

Dreieck im Nacken

knoten-Schwellungen.)

Der chinesische wie auch der deutsche Volksmund sagen zu diesem Zustand: „Der Teufel sitzt mir im Nacken."

Es ist, als würde eine große Last auf dem Rücken getragen werden. In diesen Partien unseres Körpers – an der Halswirbelsäule, im Nacken- und im Schulterbereich, ganz besonders zwischen Schulterblatt und Brustwirbelsäule, befinden sich der Dünndarm-Meridian, der Blasen-Meridian, der Meridian mit dem interessanten Namen „Dreifacher Erwärmer" sowie der Dickdarm-Meridian.

Dies ist eine der wichtigsten Stellen des Körpers. Darum verwenden die Therapeuten der chinesischen Medizin alle Methoden, die sie zur Verfügung haben, um hier Erfolge bei der Behandlung der Patienten zu erzielen.

Häufig klagen Patienten über Magenschmerzen oder über Kolitis, eine Entzündung des Dickdarms. Sie stoßen auf mit dem Gefühl, Säure im Magen zu haben oder sie klagen über Magenschleimhautentzündungen.

Ist jemand beleidigt oder ärgert sich, so sagt man dazu in der chinesischen Sprache: „Meine Milz und mein Magen sind verletzt."

Aber auch in einem völlig anderen Erscheinungsbild können uns die Disharmonien im Milz-Pankreas und Magen-Funktionskreis begegnen: Anorexie, eine psychogene Ess-Störung, die sich zum Beispiel in Appetitlosigkeit äußern kann. Ebenso zeigen sich diese Disharmonien in unkontrolliertem Essverhalten wie Heißhunger-Attacken und starkem Verlangen nach Süßigkeiten. Aber auch die Magersucht und Bulimie gehört dazu.

Manche Magenkranke verraten sich uns durch ihre gelbgraue fahle Gesichtsfarbe oder durch die sogenannte „Magenfalte" – die sich als tiefe Furche von den Nasenflügeln hinunter zu den Mundwinkeln zieht.

Yin-Symptome des Milz-Pankreas

Wie schon oben gesagt: Jede Krankheit kann in sich Yin-Symptome und Yang-Symptome tragen. Erinnern Sie sich bitte daran, was ich Ihnen auf den ersten Seiten über Yin und Yang erzählt habe. Wenn die Yin-Elemente überwiegen, sprechen wir vom Zustand der Yin-Fülle oder der Yang-Leere. Denken Sie daran, daß das Eine das Andere bedingt.

Vielleicht können Sie jetzt schon die Einordnung der folgenden Krankheitszeichen in Yin- oder Yang- Symptome nachvollziehen?

Hat ein Patient Störungen im Funktionskreis Milz-Pankreas und Magen zeigt er folgende Symptome, so bezeichnen wir sie als Yin-Symptome. Dies wäre der Fall, wenn der Patient möglicherweise kalte Hände und kalte Füße hat.

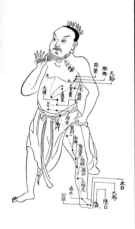

Er hat Blähungen, zeigt das Aufstoßen von klarer Flüssigkeit, leidet an Appetitlosigkeit, Erbrechen, chronischer Gastritis. Oft fühlt er einen dumpfen Schmerz in der Magengegend. Er hat eine eher langsame Verdauung. Er hat ein Schweregefühl in den Beinen, eventuell auch Ödeme. Frauen haben oftmals eine Neigung zur Gebärmuttersenkung und leiden unter einem weißen Ausfluß.

Die Zunge ist blaß, bedeckt mit einem leichten Belag. Der Puls ist schwach. Der Stuhlgang ist wäßrig und dünn und zur Diarrhöe neigend, der Urin ist hell.

Erstes Fallbeispiel:

Marina S., 37 Jahre alt, verheiratet. Zwei kleine Kinder. Krankengymnastin. Ihr siebenjähriges Kind hat Allergie und Asthma.

Anamnese:

Marina ist abgemagert, hat in eineinhalb Jahren 15 kg abgenommen, ist Raucherin. Ihre Gesichtsfarbe ist gelblich-grau, sie hat dicke, dunkle Ringen um die Augen. Marina hat ständig kalte Hände und Füße. Sie leidet unter niedrigem Blutdruck.

Sie spürt kein Durst, ist sehr zurückhaltend, redet nur, wenn sie gefragt wird. Marina klagt über Blähungen, Durchfall und unregelmäßige Mensis. Sie hat kaum Appetit und ißt unregelmäßig, fühlt sich sehr müde, oftmals am Tage wird ihr schwindelig. Vor sechs Monaten bekam sie Lungenödeme. Herzrasen und Antriebslosigkeit sind noch dazugekommen.

Der Urin ist hell, die Zunge blaß und weiß belegt, Zahneindrücke sind zu sehen und der Stuhlgang ist meist dünnflüssig, der Puls schlägt langsam und schwach.

Marina ist zur Zeit krankgeschrieben, sonst arbeitet sie ganztags und hat mit den Kindern und dem Haushalt zusätzlich eine Menge zu tun. Sie möchte gern zunehmen.

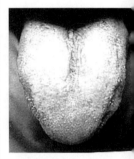

am Rande sieht man Zahneindrücke

Procedere:

Das Erd-Element Milz-Pankreas und die Magenfunktion sind bei Marina zu schwach.

Ihre ständige Müdigkeit und Lustlosigkeit ist ein Erscheinungsbild des Qi-Verlustes. In meiner Muttersprache würde man sagen: Ihr Qi ist auf den Boden gesunken. Ihre Stimme ist leise, sie spricht wenig. Marina ist nicht gerade glücklich. Auch das asthmakranke Kind macht ihr Sorge. Jetzt ist sie auch noch selbst krank geworden und die Kraft fehlt für die Kinder, den Beruf und den Haushalt.

Durch ihre stressige Situation nahm Marina ständig an Gewicht ab. Der Stuhlgang ist breiig, in ihrem Körper herrscht zu viel Feuchtigkeit. Die Milz-Pankreas verdampfen diese nicht nach oben, sondern verstauen sie im Körper, in den Beinen, deswegen hat Marina in ihren Beinen Schweregefühle und in der Zunge Zahnimpressionen. Wegen ihres Qi-Mangels fange ich bei ihr mit einer Aufbautherapie an. Mir geht es darum, ihre Lebensenergie wieder aufzubauen. Dazu muß ich ihren Körper stärken. Anders gesagt: Ich muß ihrem Körper Yang-Energie zufügen, das bedeutet, Wärme hinzugeben und tonisieren. Gleichzeitig muß ich ihren Geist, ihr Shen, klären.

THERAPIE NACH WU-XING (FÜNF PHASEN)

Erinnern Sie sich an die Fünf Wandlungsphasen, die ich am Anfang in der taoistischen Weltanschauung und auf der Seite 29 erwähnte. Sie ordnen die Organe des Menschen einzelnen Elementen zu, Himmelsrichtungen, Emotionen, Geschmacksrichtungen und anderem. Wir sprechen gezielt von fünf Elementen mit ihren dazugehörigen Organen. Aus der Beobachtung der Natur wurden Gallenblase und Leber dem Holz zugeordnet, Milz-Pankreas und Magen der Erde, die Lunge und der Dickdarm dem Metall, Niere und Blase dem Wasser, Herz und Dünndarm dem Feuer.

Meine Akupunktur-Therapie basiert gezielt auf diese Traditionelle Chinesische Medizin. Viele Therapeuten verstehen Wu-Xing nicht und verwenden sie nicht für ihre Akupunktur-Therapie. Viele machen sozusagen "Rezept-Akupunktur-Therapien".

Für Therapeuten werde ich im 2. Buch zeigen, wie man individuell nach einer Anamnese die Meridianpunkte auswählt, die Punkte nach Wu-Xing aussucht und wie man sie anwenden kann.

Die Fütterungsphase (Xiang Sheng):
Holz erzeugt Feuer, aus Holz wird Erde erzeugt. Erde erzeugt Metall, Metall erzeugt Wasser.
Holz kann man mit Feuer verbrennen. Daraus wird Asche, also Erde. Aus Erde wird Metall. Gold, Silber und andere Metalle befinden sich im Wasser.
Jedes Element ernährt das nächstfolgende Element und kontrolliert das übernächste. In der Traditionellen Chinesischen Medizin nennen wir diese Zusammenhänge den „Fütterungszyklus" (oder auch „Mutter- und Sohn-Zyklus") und den „Kontrollzyklus" (oder auch „Großmutter- und Enkelsohn-Zyklus").

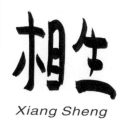

Xiang Sheng

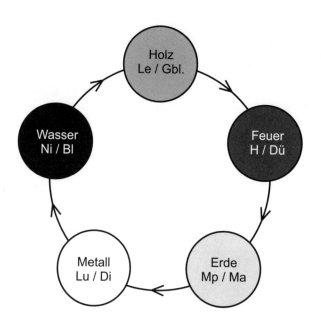

Die Fütterungsphase

81

Für Marinas Therapie bedeutet das: Ich muß die Mutter stärken. Da sie zu schwach ist, kann sie ihr Kind nicht füttern. Das Feuerelement, Herz und Dünndarm, wird tonisiert. Hier denken wir an Marinas Erscheinungsbild und fragen nach den Eigenschaften der Feuerelemente. Ist sie feurig, ist sie aktiv, begeisterungsfähig, hat sie Energie wie das Feuer? Fühlt sie sich warm wie das Feuer? Hat Marina funkensprühende Lebenskraft? Nein. Marinas Herz kann die Milz-Pankreas nicht genügend unterstützen. Das Feuerelement und Yang fehlen ihr – dieses Defizit muß zugefügt werden.

Die Kontrollphase (Xiang Ke):

Die Wurzel des Baumes breitet sich in der Erde aus, das Feuer verbrennt das Metall. Das Metall schneidet das Holz. Die Erde entzieht das Wasser. Das Wasser löscht das Feuer.

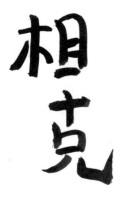

Xiang Ke

Die

Kontrollphase

82

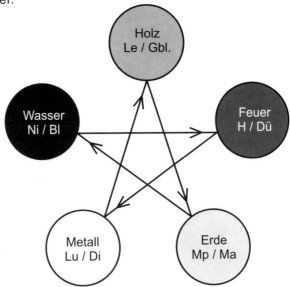

In der Kontrollphase wird das Holzelement tonisiert. Da das Holz bei Marina zu schwach ist, ist es nicht in der Lage, die Erde zu bändigen oder zu kontrollieren. Die Folge davon ist, daß die Erde antriebslos und schwermütig wird. Für die organische Manifestation heißt das, in den Erde-Organen Milz-Pankreas und Magen sich die Symptome zeigen, auf die ich in Marinas Anamnese gestoßen bin.

Die Erde kann das Kind, hier das Metall-Element mit den Organen Lunge und Dickdarm, nicht ernähren.

So fielen die Organe in Yang-Mangel bzw. in Yin-Fülle-Zustand:

In der Lunge entstanden Wasseransammlungen. Im Darm kam es zu Durchfall. Der Konzeptionsmeridian wird akupunktiert, um Marinas Verdauungsprobleme zu beseitigen. Der Partnermeridian Magen ist ein wichtiger Meridian, um sie aufzubauen.

Ihre Immunitätspunkte werden mit Akupunkturnadeln bearbeitet. Auf diesen Punkten mache ich außerdem Moxibustion, um die Wirkungen der Akupunktur zu stärken.

Um ihr Shen zu beruhigen, akupunktiere ich Punkte an Marinas Körper und an ihren Ohren (An-Shen). Hier bemühe ich mich auch um die Zugabe von Yang-Energie.

Bei einem chronischen Milz-Pankreas- und Magen-Beschwerdebild ist als Tonikum ein chinesisches Heilkräuter-Konzentrat sehr hilfreich. Die physiologische Richtung der Milz-Pankreas zeigt nach unten, sie bevorzugt die Trockenheit. Ich wähle Kräuter aus, die die Feuchtigkeit beheben und stelle sie für Marina zusammen. Außerdem empfehle ich Marina warmes, scharfes Essen und warme Getränke, um ihre Lungenfunktion zu stärken.

Zweimal in der Woche kam Marina zur Akupunktur-

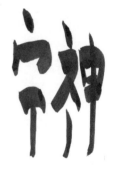

An-Shen

Therapie zu mir. Sie erhielt eine zweiwöchentliche chinesische Heilkräuter-Kur. Parallel zur Therapie fing sie mit ihrem Mann eine Familientherapie an.

Durch die Akupunktur-Therapie, kombiniert mit Shiatsu, Tsiab und Reiki sowie den chinesischen Heilkräutern, in Begleitung von Psychotherapie, die ich Marina zu besuchen empfahl, entstand ein sinnvoller Heilungsprozeß. Nach vier Wochen Therapie hatte sie bereits vier Kilogramm zugenommen. Sie fühlt sich viel wohler und konnte inzwischen ihre Arbeit wieder aufnehmen.

Nachdem es ihr besser ging, begann sie mit ihren Kindern eine Kur in einer Klinik für Asthma und Allergien.

Zweites Fallbeispiel:

Anna P., 47 Jahre alt, Altenpflegerin, zwei erwachsene Kinder (27 und 24 Jahre). Ihr Sohn wohnt noch in ihrer Wohnung. Sie ist zum zweiten Mal verheiratet.

Anamnese:

Ihre Antriebslosigkeit und ihre Müdigkeit sind zur Zeit eine Last für Anna P. Sie erzählt mir, unter welchen Symptomen ihr Körper leidet. Sie hat Milz-Pankreas- , Magen- und Darmbeschwerden, ebenso Blähungen. Dies bereits schon seit ungefähr 20 Jahren. Seit ein paar Monaten wurden ihre Beschwerden akut. Sie hat seitdem eine ständige Gewichtsabnahme. Da ihre Mutter an Darmkrebs gestorben ist, macht ihr das erhebliche Sorgen. Sie ist dünn, ihre Konstitution ist zart. Ihre Stimme ist leise und etwas belegt.

Ich bitte Anna ihren Mund zu öffnen, betrachte aufmerksam ihre Zunge, fühle auch ihren Puls. Ihre Zunge ist leicht gerötet. Ihr Puls ist langsam und schwach. Anhand dieses Pulses und dieses Zungenbildes weiß ich, auch ohne mein Blutdruckmeßgerät zu benutzen, daß Anna P. einen niedrigen Blutdruck hat. Sie ist sehr empfindlich gegen Kälte. Anna hat Spannungen im Nacken und im Schulterbereich, außerdem Schmerzen an der Lendenwirbelsäule. Sie schwitzt viel während des Schlafes.

Dies sind ihre körperlichen Beschwerden. Erst viel später, nachdem ich sie drei Wochen lang mit Shiatsu auf dem Rücken behandelt hatte, erzählte sie mir von ihren schweren seelischen Problemen. – Als ihr Sohn fünf Monate alt war, wurde er ihr mit Gewalt weggenommen und nach Monte Negro zu ihrer Schwiegermutter gebracht. Dies, so sagt sie, hatte ihre Schwiegermutter zusammen mit ihrem damaligen Mann veranlaßt. Als sie nach einem langen Rechtsstreit ihren Sohn wieder zurück nach Deutschland holen konnte, war er bereits sieben Jahre alt.

Diese sieben Jahre hatten Enttäuschung, Trauer, Ärger, gemischt mit Wut- und Rachegefühlen, ihr Herz erfüllt. Endlich hatte sie dann ihren ersehnten Sohn zurückbekommen. Bis dahin hatte sie nur gekämpft, den Sohn von der „bösen Schwiegermutter" zu befreien um ihn wieder bei sich zu haben.

Als ihr Sohn aber wieder zu ihr kam, erkannte er sie nicht einmal mehr. Er war nicht mehr ihr Sohn, sondern er wollte zurück nach Hause zu seiner Großmutter. Am Anfang ging sie rücksichtsvoll mit ihm um, brachte ihm zuerst die deutsche Sprache bei. Später wurde er eingeschult. Damit begann ein ganz anderes Leben, das sie so nicht erwartet hatte und das sie sich nicht vorstellen konnte. Kampf und Versöhnung wechselten sich zwischen ihnen ab. Tränen und Lachen, Schimpfen und Loben, Vorwürfe und Komplimente.

Inzwischen ist sie wieder verheiratet. Aber zwischen dem

Sohn und ihrem zweiten Ehemann stimmt die „Chemie"
nicht. Sie muß nun das Stillschweigen zwischen den beiden Männern ertragen. Es macht sie nicht glücklich, das
zu sehen.
Bei jedem Ärger meldet sich ihr Magen mit Schmerzen.
Ihre Nackenschmerzen hören nicht auf, bis in die Arme zu
strahlen.
Der Sohn lebt mit seinen 27 Jahren immer noch bei seiner Mutter. Da er keinen Job hat, kann sie ihn doch nicht
aus der Wohnung werfen, so sagt sie. Auch in ihrer zweiten Ehe leidet sie wieder unter ihrer neuen Schwiegermutter. Sie denkt, ihre Schwiegermutter würde sie nicht
so akzeptieren wie sie ist und spürt eine gewisse Eifersucht. Anna P. ist unglücklich und mag nicht mehr zu den
Schwiegereltern gehen. Die Schwiegereltern klammern
sich an ihren Sohn. Weitgehend kümmert sich ihr Ehemann also alleine um seine Eltern, er fühlt sich dabei nicht
ganz wohl. Oftmals erlebt Frau P. nun auch Streitereien
und Unstimmigkeiten mit ihrem Mann.

Procedere:
Schon seit langer Zeit leiden ihre Seele und ihre Organe.
Magen- und Darmfunktionen sind gestört. Nach den oben
beschriebenen Krankheitssymptomen hat Anna P. wahrscheinlich eine chronische Magenschleimhautentzündung.
Das Schwitzen im Schlaf nennen wir den kalten Schweiß.
Er ist ein Zeichen der Schwäche und des Überschusses
von Feuchtigkeit.
Zuerst aber lasse ich Stuhluntersuchungen durchführen, um
der Ursache ihrer starken Blähungen und ihres Durchfalls
auf die Spur zu kommen. Ich schlage ihr eine Aufbautherapie
mit Heilkräutern vor, da ihr Gewicht kontinuierlich abnimmt.
Aber natürlich möchte ich ihre Beschwerden nicht allein

auf der körperlichen Ebene therapieren. Ich spreche mit ihr darüber, daß sie es schaffen muß, ihre Selbstwertgefühle wieder zu gewinnen. Sie sollte daran arbeiten, sich nicht über alles zu ärgern, sondern die Dinge so wahrzunehmen wie sie sind. Sie kann niemanden ändern, ihren Mann nicht und ihre Schwiegermutter erst recht nicht.

Noch etwas halte ich für sehr wichtig. Was Anna P. und ihrem Sohn vor mehr als zwanzig Jahren passiert ist, ist tragisch. Aber heute muß sie diese Erlebnisse hinter sich lassen, muß sie loslassen. Dann kann sie auch ihr Verhältnis zu ihrem Sohn neu klären. Ihr Sohn ist erwachsen, er sollte jetzt sein eigenes Leben gestalten. Mit 27 Jahren kann er selbständig werden, sollte sich eine Wohnung suchen und die Mutter verlassen. Vielleicht muß der Sohn therapiert werden.

Nach der Anamnese kommt Frau P. zu ihrer ersten Behandlung: Sie liegt auf dem Bauch auf der Liege und ich fange an, ihren Rücken mit Shiatsu/ Tuina/ Tsiab zu behandeln.

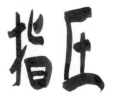

Shiatsu/ Tsiab

Ich behandle Frau P. mit meinen Händen, es dauert 20 bis 30 Minuten, denn ihre Schultern und ihr Nacken sind so hart, als ob ich Holzbretter anfassen würde. Während der Massage erzählt sie mir vieles, das sie bedrückt. Danach beginne ich mit der Akupunktur, der Moxibustion und dem Schröpfen. Einige Stellen sind so verspannt, daß sich im Gewebe Knoten gebildet haben. An solchen Stellen können die Akupunkturnadeln nicht ohne große Schmerzen eindringen. Daher empfehle ich, zu schröpfen.

An den Stellen, an denen ich mit den Nadeln arbeiten kann, setze ich kleine Moxakugeln auf die Akupunkturnadeln und zünde sie an.

Für ihr Shen mache ich -wie bei Marina- Akupunktur an ihrem Körper und am Ohr. Außerdem führen wir viele Ge-

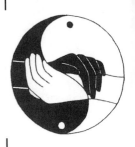

spräche. Ich berate sie, denn ich halte es für sehr wichtig, daß sie das Loslassen lernt.

Betrachte ich die Fünf Wandlungsphasen, so sehe ich hier eindeutig, daß ihr enttäuschtes Herz Beruhigung braucht. Das Holz-Element – das Organ Leber – in dem Zorn, Wut und Rachegefühle stecken, bringt den Magen und den Darm zu Dauerbeschwerden. Blättern Sie noch einmal zurück um sich die Erklärungen der Fünf Wandlungsphasen anzusehen.

Nach den Wu-Xing Phasen stelle ich die Punkte zusammen, die für sie angebracht sind. Auf dem Rücken von Frau P. massiere ich die dorsalen Reflexpunkte (Shou- oder You-Punkte) für die Milz-Pankreas und den Magen. Bisher haben wir über die Yin-Symptome der Milz-Pankreas gesprochen. Nun möchte ich zu den Yang-Symptomen der Milz-Pankreas übergehen. Auch hierfür nenne ich Ihnen zunächst allgemeine Beispiele und zeige Ihnen dann an einem Fallbeispiel aus meiner Praxis, wie sich diese Symptome konkret äußern können.

Schröpfen

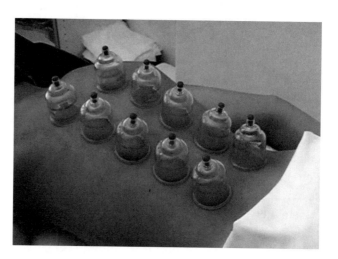

Yang-Symptome des Milz-Pankreas und Magens

Der Patient hat akute Schmerzen. Faulen Atem, Zahnfleischentzündung, Zahnfleischbluten. Ebenfalls hat er Hungergefühle, da die Nahrung schnell verbrannt wird. Sehr viel Durst. Sodbrennen in Folge von Übersäuerung. Von der Übersäuerung sind Gelenkbeschwerden, Knieprobleme und häufig auch Meniskusprobleme die Folgen. Die Zunge ist trocken, hat einen gelben und roten Belag. Sie sieht gerissen aus wie eine Landkarte, wie Sahara-Erde. Der Patient klagt über seinen trockenen Mund. Der Puls ist schnell und saitenförmig. Damit ist gemeint: Wenn man eine Gitarrensaite sehr fest spannen und sie dann mit dem Finger berühren würde, würde sie sich ganz ähnlich anfühlen. Der Urin ist dunkelgelb, der Patient hat Verstopfung und neigt zu Hämorrhoiden. Die Ursache ist Yin–Mangel.

Flüssigkeitsmangel, übermäßiges Feuer und Hitze verursachen dem Patienten Probleme. Die Ursachen für diese Symptome können viele sein, zum Beispiel zu viel fettiges Essen, Alkohol, Nikotin, Kaffee und Schwarzer Tee, übermäßig scharfe Gewürze (mäßig scharfes tonisiert die Lungenfunktion und wäre daher eher zu empfehlen).

Was ich hier besonders erwähnen möchte, ist die seelische Situation: ungelöste soziale Probleme, beruflicher Stress und andere seelische Probleme, die uns in Organ-Disharmonie bringen.

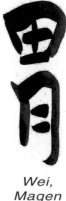

Wei,
Magen

Drittes Fallbeispiel:

Julia S., 27 Jahre alt, Pädagogikstudentin.

Anamnese:
Julia S. klagt zur Zeit über Übelkeit, Erbrechen und Schwindelgefühl. Diese Symptome hat sie schon seit sieben Wochen, jetzt beginnen sie sogar, sich noch zu verstärken. Ihr Zahnfleisch ist entzündet. Zuvor war sie bei Schulmedizinern.

Sie klagt über eine Gewichtszunahme von 20 Kilogramm in zwei Jahren. Jetzt wiegt sie 85 kg, ist dabei 1,65 m groß. Kopfschmerzen und Migräne treten häufig in der Woche auf.

Sie drei Jahren leidet sie nun schon unter Heißhunger.

Seit sieben Jahren ist sie mit einem Mann befreundet, der Medizin studiert. Seine Eltern akzeptieren die Beziehung nicht und sprechen auch nicht mit ihr. Das belastet sie schwer. Die beiden Elternhäuser sind im selben Dorf. Julia verbringt ihre Ferien in ihrer Heimat bei ihrer Großmutter. Diese sagt Julia, wie dick und häßlich sie sei, wie sie die Haare zu machen hat. Dies alles lastet auf ihr.

Jetzt studieren sie und ihr Freund in Berlin und haben eine gemeinsame Wohnung. Der Freund war bei der Anamnese dabei und hörte unserem Gespräch zu.

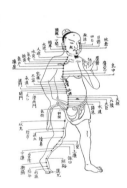

Procedere:
Julia hat die Ergebnisse einer Ultraschalluntersuchung und einer Magenspiegelung mitgebracht, beide ergaben keine Befunde. Beim Abtasten des Magens klagt sie über starke Schmerzen, auch die Milz-Gegend reagiert sie sehr empfindlich. Ich spüre während ich taste, daß Julias Magen- und Milz-Pankreas-Meridiane gestört sind.

Ihr Puls ist schnell und stark, die Zunge ist gelb belegt.
Schaue ich auf die Fünf Wandlungsphasen, besonders auf den Fütterungszyklus, so sehe ich: das belastete Herz, das Feuer-Element, kann nicht die Erde ernähren.

Das Shen ist belastet. Um ihre unzufriedene Seele zu befriedigen, benötigt Julia Zucker im Körper. Deshalb aß sie viel, auch Süßigkeiten, somit nahm sie an Gewicht zu. Ihre geschädigte Seele beeinflußt die Organe, in ihrem Fall sind Magen und Milzpankreas energetisch in Dysfunktion geraten.

Diese energetischen Dysfunktionen der Organe kann man nicht mit Apparaten erkennen. Weder zeigen Laboruntersuchungen oder Ultraschall noch Computertomographie und Kernspintomographie Befunde, die nicht in Ordnung sind.

Julia verliert ihre Mitte und fängt an zu grübeln. Das Herz hat keine Freude mehr und ist mit Sorge und Kummer gefüllt.

Julia fängt an zu weinen, als ich sie frage: "Lieben Sie Ihren Freund? Es ist die Hauptsache, daß Sie sich lieben und gerne zusammen sind." Ich wandte mich zu ihrem Freund um, "Wenn Sie Julia lieben und standhaft für sie bleiben, werden Ihre Eltern akzeptieren, daß sie zusammen sind, denn Sie sind ihr Sohn! Ihre Eltern lieben Sie, sie wollen Sie bestimmt nicht verlieren."

Für Julia ist wichtig, daß sie sich nicht über das Verhalten der Eltern ihres Freundes ärgern sollte. Sie sollte die Tatsachen wahrnehmen. Sie müßte auch ihr Selbstwertgefühl stärken, damit sie nicht ständig verletzt werden kann, denn die Eltern ihres Freundes kann sie nicht ändern.

Julia erhält eine chinesische Heilkräuter-Kur für die gestörten Magen- und Darmfunktionen.

Ich akupunktiere sie regelmäßig, zweimal in der Woche, gegen Kopfschmerzen und Migräne, Akupunktur für ihr Shen und die Magen- und Milzpankreas-Meridiane; akute Punkte für Übelkeit und Schmerzpunkte für den Magen. Inzwischen geht es ihr so gut, daß sich ihr Freund entschließt an meinem Akupunktur-Seminar teilzunehmen. Heilkräuter-Rezepte und Akupunktur-Therapien lesen Sie bitte in meinem zweiten Buch, für Therapeuten.

Viertes Fallbeispiel:

Heidi R., 60 Jahre alt, verheiratet, ein erwachsenes Kind. Sie ist seit 30 Jahren im Immobilien-Geschäft.

Anamnese:
Frau R. hat Übergewicht. Sie leidet seit 30 Jahren an Obstipation (Verstopfung). Oft nahm sie während dieser Jahre Abführmittel, ohne die sie gar nicht mehr zur Toilette gehen konnte. Nachdem sie auf der Toilette war, hat sie ein Gefühl, als ob sie gleich noch einmal gehen müßte. Schlimm ist zur Zeit, daß sie starke Blähungen hat, besonders nach dem Essen. Wie ein Ballon bläht sich der Bauch, so daß sie nicht mehr die Hose oder Jacke zu machen kann.

Sie hat akute Schmerzen in der Magengrube sowie ab und zu unter den Rippen, an der linken Seite einen stechenden Schmerz. Sie hat deformierte, entzündete Zehen.

„Ich bin sehr emotional" sagt sie von sich selbst. Zur Zeit ist sie abwechselnd plötzlich „zum Himmel hoch jauchzend" oder „zu Tode betrübt", was sie nicht verstehen kann, denn eigentlich, so sagt sie, ist sie ein fröhlicher und positiver Mensch.

Jetzt aber kommt sie oftmals ins Grübeln und Nachdenken, so daß sie in der Nacht nicht zur Ruhe kommen kann. Sie leidet auch unter Schlafstörungen.

Procedere:

Frau R. ist voll im Geschäft. Sie hat, solange sie sich erinnern kann, mit Verdauungsproblemen zu tun.

Gute Verdauung bedeutet, daß man jeden Tag auf die Toilette gehen kann und Stuhlgang hat, und daß man mit einem erleichterten Gefühl wieder aufsteht. Klebt noch etwas am Hintern oder hat man das Gefühl, man müßte sich gleich wieder auf die Toilette setzen, so ist das ein Zeichen eines nicht mehr richtig funktionierenden Verdauungssystems.

Frau R. muß alle zwei Wochen die Ortschaft wechseln, um die Objekte renovieren zu lassen und sie dann zu verkaufen. Zur Zeit pendelt sie zwischen drei Städten hin und her. Dieses stressige Leben wirkt eindeutig auf den mittleren Erwärmer, auf Magen, Milz-Pankreas und Därme.

An den fünf Wandlungsphasen sehe ich: Das Element Erde ist bei Heidi R. gestört. Das Feuer-Element Herz ist in einer Yang-Fülle, somit kann es bei der Erde die Fülle-Symptome verursachen.

Ihr Kopf ist voll vom Immobiliengeschäft. Sie besitzt viele Häuser in vielen Städten, trotzdem kauft sie immer wieder neue Objekte auf. Das erschien mir fast wie ein Suchtsyndrom.

Über diese Situation muß sie nachdenken, erkennen, wovon sie abhängig ist. Ihr Bewußtsein sollte verändert werden. Sie muß lernen, daß Geld nicht alles ist. Das Wichtigste ist eben nicht das Geld, sondern die Gesundheit.

In Deutschland gibt es den Spruch: Geld brauchen wir alle

zum Leben, aber wir leben nicht für das Geld. In Ostasien sagt man das traditioneller und etwas weniger direkt: Haben wir materielle Güter oder das Geld verloren, dann haben wir etwas verloren. Haben wir die menschliche Ehre verloren, dann haben wir viel mehr verloren. Und haben wir die Gesundheit verloren, dann haben wir alles verloren.

Wie kann ich ihr beibringen, daß ihre Verstopfung und ihre Blähungen durch den Stress mit ihrem Geschäft und durch ihre ständigen Ortswechsel kommen?

Ich überlege und weiß nicht, wie ich das formulieren soll. Es ist wichtig, daß Frau R. mich wirklich versteht, aber ich fürchte, sie wird es nicht wahrhaben wollen.

Ich stelle einen Therapieplan zusammen und warte auf ihren nächsten Besuch. Diesmal kommt sie aus Trier in meine Praxis in Berlin.

Haben wir die Gesundheit verloren, dann haben wir alles verloren.

Therapieplan
(den ich zum Teil für sie schriftlich niedergelegt habe)

1. Akupunktur-Therapie: Für Frau R. muß ich die sedierende Methode anwenden. Das Herz als Feuer-Element und Mutter-Organ und die Lunge als Metall-Element und Sohn-Organ werden sediert.

2. Die Fülle-Symptome der Erde muß ich versuchen auszuleiten. Ihre Blähungen behandle ich mit Akupunktur. Wegen ihrer Verstopfung mache ich zunächst mit ihr eine Heilkräuterkur.

3. Ihr Shen muß geklärt werden. Frau R. sollte sich nicht mehr ärgern und sich darum bemühen, „ihre Mitte zu finden".

Die Mitte liegt im Dan Tien oder Qi Hai, einem wichtigen Punkt auf dem Konzeptionsmeridian, wo das Qi, die En-

94

ergie sich sammelt, wenn der Mensch sich in Harmonie befindet. Dieser Punkt ist 1,5 Tsun (zwei Querfinger breit) vom Nabel entfernt.

Ihr Kopf ist voll damit, dieses übermäßige Qi müßte man vom Kopf zur Mitte, in das Dan Tien, bringen.

4. Um die Blockade des Verdauungssystems zu öffnen, muß Frau R. lernen, tiefe Bauchatmungen zu machen. Bewegung ist „das A und O" für sie. Körperliche Betätigungen wie Tai Chi und Qi-Gong, Gymnastik oder Yoga sind zu empfehlen.

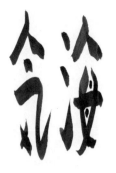

Qi Hai

5. Auf Übersäuerung ist zu achten, da die Entzündungen, Deformationen und Schmerzen an den Zehen zeigen, daß sie Gicht hat. Kontrollen des ph-Wertes und der Harnsäure sind erforderlich.

6. Viel Flüssigkeitszufuhr ist nötig, damit Magen und Darm befeuchtet werden können. Ich verabreiche am Anfang der Therapie besonders die Heilkräuter, die den Darm befeuchten und entschlacken.

7. Da ich einen Mangel von Verdauungsenzymen, eine Entzündung der Därme und eventuell auch der Bauchspeicheldrüse befürchte, kommt sie nächsten Monat zur Stuhlprobe für eine Darm-Diagnose.

8. Eine Ernährungsberatung ist ebenfalls notwendig. Besonders Blähungen hervorrufende Nahrungsmittel -wie Bohnen, Kohlgemüse, Zwiebeln, Tomaten, Pflaumen, Trauben oder Rosinen- sind zu vermeiden. Stattdessen sollte sie täglich Heilkräuter und Gewürze wie Kümmel oder Anis zu sich nehmen. Sie sollte kohlensäurehaltige Getränke meiden, wie Mineralwasser und Cola, ebenso Bier oder Kaffee und schwarzen Tee.

Verzichten sollte sie zunächst auch auf Fruchtsäfte, Fertiggerichte und Nahrungsmittel mit Zuckeraustauschstoffen.

Außerdem beginnt sie auf meinen Rat mit einer zweiwöchigen Diätkur von 800 Kalorien täglich. Ich unterstütze sie dabei mit Ohrakupunktur. Eine Fastenkur lehnt sie ab.

9. Ergänzend zu diesen Medikamenten müßte sie täglich die Spurenelemente und Mineralien einnehmen, die sich bei ihr als fehlend herausgestellt haben.

10. Eine große Umstellung ist bei ihrem Essverhalten erforderlich. Zeit nehmen zum Essen: Immer nur wenig Essen auf den Löffel nehmen, jeden Happen sehr lange kauen. Das ist nötig, da es ihr an Verdauungsenzymen mangelt. Während des Essens soll sie jedoch aufgrund ihrer Blähungen nicht trinken.

11. Nachdem nach den Laboruntersuchungen die Diagnose feststand, wußte ich, daß ich bei ihr auch noch zusätzlich Therapien gegen Entzündungen durchführen muß.

Zwei Monate später sind die Befunde von Frau R. gekommen. Um ihr die Ergebnisse mitzuteilen, mußte ich an mehreren verschiedenen Orten, an denen sie zur Zeit arbeitet, anrufen bis ich sie endlich beim sechsten Versuch erreichte.

Ich teilte ihr ihre Befunde durch das Telefon mit. Was ich vermutet hatte, war richtig. In den Därmen sind Entzündungen vorhanden. Zum Glück ist die Bauchspeicheldrüse nicht betroffen.

Mit viel Mut und ganzer Konsequenz versuchte ich ihr zu sagen, daß sie mit der übermäßigen Immobilien-Arbeit aufhören möchte. Sie sollte besser diese Arbeit an ihren Mann und ihren Sohn abtreten und selber in Trier, in ihrem Zuhause, bleiben, dort zur Ruhe kommen und loslassen.

Sie schwieg.

„Ich berate sie nur und sage Ihnen meine Ansicht. Was Sie daraus machen, ist Ihre Sache. Die Entscheidung können nur Sie selbst treffen. Sie müssen mir jetzt nicht antworten."
Am nächsten Tag ist sie mit Medikamenten, Spritzen und chinesischen Heilkräutern nach Hause gefahren.

WIE GESUND SIND SIE ?

„Gute Gesundheit bedeutet, nicht erschöpft zu sein, einen guten Appetit zu haben, leicht einzuschlafen und aufzuwachen, ein gutes Gedächtnis zu haben, Humor zu haben, präzise im Denken und Handeln zu sein und ehrlich, bescheiden, dankbar und liebevoll zu sein.
Wie gesund bist Du ?"
(Louise L. Hay)

„Die Wahre Gesundheit kommt von Innen"

Zehn ostasiatische Weisheiten, um gesund zu bleiben

Diese Sätze habe ich vor achtzehn Jahren von meinem 72 Jahre alten Lehrer bekommen. Ich gebe sie an alle meine Schüler weiter. Auch in den Gesprächen mit meinen Patienten komme ich immer wieder auf diese alten ostasiatischen Weisheiten zurück.
1. Du sollst wenig Salz und viel Essig essen.
2. Du sollst wenig Fleisch und viel Gemüse essen.
3. Du sollst wenig Zucker und viel Obst essen.
4. Du sollst wenig anziehen und viel baden, auch in die Sauna gehen.

5. Du sollst wenig Gier, wenig Verlangen haben, und sollst viele Taten vollbringen, viele Aktivitäten betreiben.

6. Du sollst wenig grübeln und viel schlafen.

7. Du sollst dich wenig ärgern und viel lachen.

8. Du sollst wenig essen, kleine Bissen nehmen, gut kauen, mindestens dreißigmal.

9. Du sollst wenig reden, du sollst nur über die Dinge sprechen, die du wirklich in die Tat umsetzen kannst.

10. Du sollst wenig Auto fahren und viel laufen, am Tage einhunderttausend Schritte machen.

Ikebana

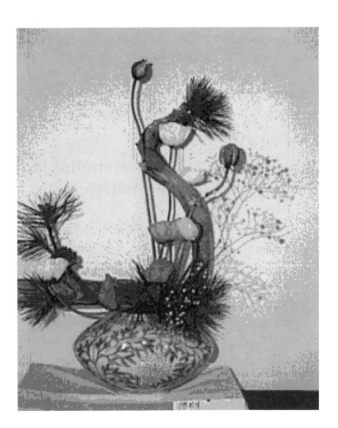

FUNKTIONSKREIS DER LUNGE (LU)

DIE LUNGE (FEI)

Das chinesische Zeichen für die Lunge bedeutet Markt
– der Ort, wo früher die Waren getauscht wurden.

Element: Metall
Farbe: weiß
Jahreszeit: Herbst
Planet: Venus
Himmelsrichtung: Westen
Emotionsleben: Melancholie, Sorge, Kummer und
Trauer
Bezug auf: Haut, Poren, Nase, Körperhaare
Geschmack: scharf
Partnerorgan: Dickdarm
Minimumzeit: 15-17 Uhr
Maximumzeit: 3-5 Uhr

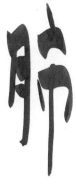

Fei

Die Lunge beherrscht das Qi und kontrolliert die Atmung.
Das Qi wird durch die Lunge zu den weiter unten gelege-
nen Teilen des Körpers geleitet. Verbrauchtes wird wieder
ausgeatmet.
Die Lunge sorgt auch für die Verbreitung: Sie reguliert den
Wasserhaushalt, verteilt die Flüssigkeiten, die sie teilweise
von der Milz-Pankreas erhält, und die Absonderung des
Wassers: Die Lunge wandelt einen Teil der Körpersäfte in
Schweiß um und lenkt einen Teil zur Niere, die ihn als Urin
ausscheiden wird. Die Hautporen öffnen sich, um Flüssig-
keit abzusondern. Schließen sich die Poren, so können die
Körpersäfte aufbewahrt werden, um den Feuchtigkeitsgehalt

für die Haut zu erhalten. Somit wird die Haut nicht trocken. Diese Funktion könnte zum Beispiel durch äußere klimatische Faktoren gestört sein. Die chinesische Medizin spricht hier von kosmischen pathogenen Faktoren und meint damit Kälte, Hitze, Feuchtigkeit, Trockenheit oder Wind. Aber auch unser inneres Emotionsleben könnte die Funktion der Lunge stören. Wer längere Zeit unter Kummer und Trauer leidet, schädigt seine Lunge.

In der westlichen Welt ist es oft nicht erwünscht, die Gefühle offen zu zeigen. Aber die Trauer nach dem Verlust eines Angehörigen oder eines Freundes ist groß. Wie kann man von ihnen Abschied nehmen? Die Lunge leidet besonders bei der Trennung. Man sollte richtig trauern, dazu gehört es auch, laut zu weinen. Man sollte auf seine innere Stimme achten, sie hören und ihr nachgeben, sie nicht verdrängen. Etwas Gutes und etwas Schönes tun, woran sich die Seele erfreut.

In Korea, woher ich herkomme, oder auch in China und Japan gibt es eine drei Tage lange Trauerfeier: Die Kinder oder Familienmitglieder der Verstorbenen empfangen Trauergäste und grüßen sie mit einem Trauergesang „Ai-Go, Ai-Go" – Oh weh, oh weh. Auch die Gäste singen diesen Gesang mit. Somit kommt die Trauer aus dem Herzen heraus. In diesen drei Tagen treffen alle Verwandten und Nachbarn zusammen, sprechen über das Leben der Verstorbenen. Wir trösten uns damit selbst und akzeptieren das Totsein.

Mit dem Sterben wird das Leben wieder geboren. Es ist ein Kreislauf zwischen Himmel und Erde.

Bei dem Begräbnis wird noch einmal gemeinsam getrauert. Vor dem Grab essen und trinken wir zusammen für den Geist des Verstorbenen und beten um den Segen für uns, die Nachfahren.

ERKRANKUNGEN DER ATMUNGS-ORGANE

Wir erkennen die Erkrankungen der oberen Atmungsorgane zum Beispiel an Kehlkopfbeschwerden, Halsentzündungen, Asthma, Bronchitis und Nasennebenhöhlenentzündung. Auch Hautprobleme gehören zur Disharmonie der Lungenfunktion.

Die Tuberkulose ist eine typische Lungenkrankheit. Lungenpatienten sind sehr melancholisch und oftmals sehr pessimistisch. Oft haben sie Sehnsucht nach der Vergangenheit, möchten gerne zurück. Von ihrer jetzigen Lage halten sie nicht viel. Neue Entscheidungen zu treffen, ist für sie schwer. Die Lunge kann auch die Trennungen nicht leicht verarbeiten.

Auch in der Literatur wird viel über Lungenkranke erzählt. *„Zauberberg"* Wie zum Beispiel in Thomas Manns Roman „Der Zauberberg", der so wunderbar mit Charles Aznavour verfilmt wurde. Auch die Klaviermusik von Frederique Chopin teilt mit der Trauer und Melancholie, die von ihr ausgehen, viel über die Krankheit ihres Komponisten mit.

Zahlreiche Romane über die sogenannten „Weißen Hotels", habe ich als Jugendliche gelesen. Weiße Hotels, so wurden in Korea die Häuser genannt, in denen Lungenkranke untergebracht waren. In Deutschland sagt man dazu Sanatorien. Die Tuberkulose-Patienten wurden nicht als Kranke angesehen, sondern als Gäste. *„Weiße Hotels"*

In diesen Hotels war jeden Tag zwischen 15 und 17 Uhr eine absolute Ruhezeit angesagt, da die Patienten in dieser Zeit „mildes Fieber" bekamen, das ungefähr 37,5 Grad hoch wird. Diese Zeit zwischen 15 und 17 Uhr richtet sich nach der chinesischen Organuhr.

In diesen Stunden hat die Lunge ihre Minimum-Zeit.

Das heißt, in dieser Zeit hat das Organ bzw. haben alle Organe, die zu diesem Funktionskreis gehören, die Zeit ihrer minimalen Funktion. Sie ruhen während dieser Stunden. Die Zeit für das Metall-Element dauert im allgemeinen von 15 bis 17 Uhr. Es ist möglich, daß sich die Minimum-Zeit der Lunge auch bis 19 Uhr ausdehnen kann. Im Gegenzug haben wir natürlich auch eine Zeit, in der diese Organe ihre Maximum-Zeit haben. Das sind die Stunden zwischen 3 Uhr nachts und 7 Uhr am Morgen, die Zeit ihrer maximalen Funktion. Sie können diese Zusammenhänge auf der Zeichnung der chinesischen Organuhr für jedes Organ, für jeden Funktionskreis und jedes Element exakt ablesen.

chinesische Organuhr

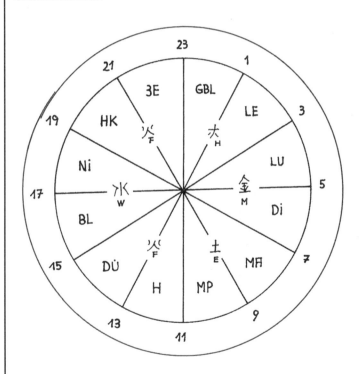

Natürlich ist dies nicht auf die Minute genau auf Ihren Körper anzuwenden. Die chinesische Organuhr gibt die Richtwerte vor, trotzdem hat natürlich jeder Mensch auch seinen eigenen biologischen Rhythmus. Auch die Umstellungen zwischen Sommerzeit und Winterzeit, die uns in jedem Jahr zweimal passieren, muß man dabei bedenken.

Hautkrankheiten, wie Ekzeme, Psoriasis (Schuppenflechte), Urtikaria, Dermitis in Begleitung von starkem Juckreiz, auch Allergien und Heuschnupfen, sind besonders bei Lungen-Yang-Symptomen zu beobachten. Hierzu gehören zum Beispiel auch die trockene, rissige Haut oder die errötete empfindliche Haut.

„Die Lunge öffnet sich in die Nase", heißt es im Buch „Des Gelben Kaisers Klassiker der Inneren Medizin", aus dem ich auf den vorhergehenden Seiten schon häufiger zitiert habe.

In ungünstigen seelischen Situationen kann auch Asthma ausbrechen, oft begleitet von Atemnot und Ängsten, die die Asthma-Anfälle dann häufig noch verschlimmern.

Die intakte Lungenfunktion zeigt sich in schöner Haut, einer guten freien Nasenatmung, normalem Geruchssinn und klarer Stimme.

In meiner Praxis habe ich auch häufig mit Patienten zu tun, die mit chronischer Sinusitis zu mir kommen, als typischem Shen-Beschwerdebild. Jahrelange Therapien mit Antibiotika halfen ihnen nicht, und als letzten Ausweg machen sie nun einen Versuch mit der Akupunktur. Wir erreichen hier gute Ergebnisse. Hierbei muß ich auch das Geschwister-Organ der Lunge, den Dickdarm, berücksichtigen.

SYMPTOME DES DICKDARMS

Da der Dickdarm ein Ausscheidungsorgan ist, kommt es bei Störungen in diesem Organ zu Hautkrankheiten, genau wie bei Störungen in der Lunge. Außerdem kann auch Erbrechen, Durchfall, Verstopfung vorkommen.

In meiner Praxis gibt es zur Zeit viele Patienten mit Dysbiose: Bei ihnen ist das Darm-Milieu nicht in Harmonie, die Patienten klagen häufig über Blähungen und Verdauungsprobleme.

Nach der mikrobiologischen Untersuchung zeigt sich oftmals, daß im Darm Pilze vorhanden sind. Zur Zeit sind Candida albicans oder auch Schimmelpilze oftmals Ursache von Antriebslosigkeit und Verdauungsbeschwerden. Wenn es besonders schlimm ist, kommen hierzu auch noch Schlafstörungen.

YIN — SYMPTOME DER LUNGE

Hier ist zunächst eine allgemeine Auflistung von Symptomen bei Yin-Krankheiten der Lunge.

Können Sie sich noch erinnern, was ich Ihnen über Yin und Yang erklärt habe? Wissen Sie noch, wie sich Yin-Symptome der Milz-Erkrankungen von den Yang-Symptomen der Milz-Erkrankungen unterschieden? Dann wird es Ihnen sicher gar nicht schwerfallen, diese Unterscheidung jetzt auch für die Krankheitssymptome der Lunge zu treffen. Ich bin sicher, daß die Klarheit und Logik der chinesischen Medizin sich Ihnen auf diese Weise immer weiter erschließen.

Yin-Krankheiten der Lunge – das sind zunächst Symptome der Kälte. Der Patient hat ein blasses Gesicht, er spricht oft nur mit leiser Stimme und redet ohnehin nicht viel. Er wird schnell müde, ist nicht belastbar, hat eine flache Brustatmung, einen schwachen Husten. Bei ihm treten möglicherweise Schwindelgefühle auf. Und er zeigt eine große Anfälligkeit für Erkältungen. Bei diesen Erkältungen schwitzt er meist nicht und bekommt meist auch kein Fieber.

In ihm liegt oft eine tiefe Traurigkeit, die schon lange andauert. Sie verursacht den Yang-Verlust. Tuberkulose, chronische Sinusitis, chronische Bronchitis und Asthma, chronische Entzündungen in den oberen Luftwegen (im oberen Erwärmer) sind bei ihm zu finden. Der Dickdarm gehört in den mittleren Erwärmer.

In der chinesischen Diagnose finde ich bei diesen Patienten eine blasse Zunge und einen langsamen, schwachen Puls. Der Urin ist hell, der Stuhlgang dünn.

Fünftes Fallbeispiel:

Melanie G., 45 Jahre alt, verheiratet, getrennt lebend, kein Kind.

Anamnese:
Zwischen 1998 und 1999 hatte Melanie G. viermal Bronchitis. Jedes Mal wurde sie mit Antibiotika behandelt.
Nachdem ihre Mutter starb, war sie in ihrem vierten Lebensjahr an Tuberkulose erkrankt. So verbrachte sie ihr viertes bis achtes Lebensjahr in einem Sanatorium. Mit acht Jahren kam sie in ein Pflegeelternhaus.

Seitdem hat sie häufig Schwierigkeiten mit der Lunge. Rachen und Kehlkopf sind anfällig, oftmals verschwindet die Stimme. Sie hat ein ständiges Bedürfnis nach frischer Luft; wenn jemand raucht, merkt sie es schon von weitem. Ihre Bronchien melden sich dann mit Husten.

Sie hat häufig Durchfall, hat keinen Durst, keinen Appetit, sie ißt nicht regelmäßig, hat kein Verlangen nach Süßigkeiten. Nach dem Essen ist ihr oft übel. In diesem Jahr verlor sie 10 kg Gewicht.

Sie leidet unter Schwindelgefühlen. Sie hat Eisenmangel. Außerdem hat sie Schlafstörungen, morgens ist sie sehr müde. Sie hat niedrigen Blutdruck, unregelmäßige Mensis. Ein halbes Jahr lang hat sie überhaupt keine Mensis gehabt. Seit drei Jahren nimmt sie Progesteron Hormon–Tabletten.

Ein großes Problem begann 1989. Damals hatte sie die Erfahrung einer unglücklichen Liebe. Nach dem Ende dieser Beziehung hatte sie keine Lust mehr zu leben und litt seitdem unter Depressionen.

Seit 1995 lebt sie in Berlin und versucht sich hier ein neues Leben aufzubauen.

Sie erzählt mir, sie mußte schon als kleines Mädchen in ihrem Pflegeelternhaus viel im Haushalt arbeiten und hatte sich wie ein Aschenputtel gefühlt. Mit 14 Jahren sollte sie dann arbeiten gehen um Geld für die Familie zu verdienen. In diesem Haus kannte sie keine Liebe, keine Zuneigung.

Da sie lieber weiter zur Schule gehen und lernen wollte, wurde sie von den Pflegeeltern rausgeworfen. Das war im Juli 1969. Auf der Straße fühlte sie sich zum ersten Mal frei, obwohl das Geld, das sie nach ihrem Rauswurf in der Tasche hatte, gerade eben für drei Mittagessen ausreichte. Wenn Melanie G. spricht, wird ihre Stimme manchmal ganz

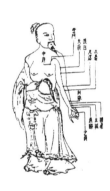

leise und geht fast weg. Mit rauher Stimme redet sie schnell weiter, ich merke, sie hat ein großes Bedürfnis zu reden. Ich höre zu und auch mir kommen manchmal Tränen in die Augen.

Sie hat in einem Internat fünf Jahre mit fünf anderen Schülern in einem Zimmer gelebt, bis sie das Abitur machte. Danach studierte sie Chemie. Sie bekam mit 21 Jahren eine Stelle im Ministerium für Recht und Verwaltung. Dort arbeitete sie vier Jahre, dann wurde sie mit dem gesamten Ministerium entlassen, da die politische Lage sich drastisch änderte. Sie verließ Prag und ging nach Österreich, wo sie 1982 als Köchin in einem Restaurant arbeitete.

1984 kehrte sie zurück nach Hause, aber ihre Schwester und ihre Brüder lebten ihr eigenes Leben und konnten ihr nicht helfen.

1987 kam sie nach Dortmund, arbeitete in einer Familie, in der sie die zwei Kinder zu betreuen und den Haushalt zu erledigen hatte.

Die Arbeit in dieser Familie gefiel ihr sehr gut und sie war zufrieden. Dort hat sie zum ersten Mal Geborgenheit und Liebe gespürt; dies berührte sie so sehr, daß ihr sogar von einer herzlichen Umarmung und Küssen der Mutter der Kinder schwindlig wurde.

Ihre Art der Kinder–Erziehung und ihre Ordnung im Haushalt wurden immer mit Lob belohnt. Eines Tages bot ihr die Großmutter am Abendbrottisch vor allen anderen Mitgliedern der Familie einen Teil ihres Erbes an. Sie sollte schließlich zur Familie gehören, da sie sonst keinen Menschen hatte. Nach diesem Abend wurde die Atmosphäre in der Familie kalt.

Als ihr einige Familienmitglieder aus Eifersucht nur noch mit Schweigen gegenüber traten, war es ihr unerträglich zu bleiben. Deshalb wollte sie diese Familie verlassen.

Sie wurde seelisch sehr krank. Sie spürte deutlich, wie sie plötzlich alterte. Innerhalb weniger Wochen sah sie zehn Jahre älter aus, ihre Haare ergrauten schnell, ihr Gesicht wurde fahl und pickelig.

1991 heiratete sie und lebte bis 1995 in Dortmund. Danach kam sie nach Berlin und besuchte eine Kosmetikschule, lernte Fußreflexzonenmassage. Nun möchte sie sich gern selbständig machen. Dafür ist es notwendig, gesund zu sein und Kräfte zu sammeln.

Diese Geschichte erzählte sie mir eineinhalb Stunden lang.

Procedere:

Melanie ist sehr dünn, sie wiegt 40 kg bei einer Größe von 165 cm. Man kann sagen, sie ist beinahe abgemagert.

Ihr Lungen-Qi ist in einem Mangel Zustand, Traurigkeit ist in ihrem Gesicht zu sehen. Sie lernt aber schnell, in meinem Ohrakupunktur–Seminar ist sie die beste Schülerin.

Melanie braucht Lungen–Qi stärkende Heilkräuter, in erster Linie auch, um ihren Appetit zu fördern und Gewicht zuzunehmen. Wegen ihres Eisenmangels führe ich Vitamin B12 und Elektrolyte zu.

Schröpfen des oberen Brustbereiches und Rücken fördert das Lungen Qi.

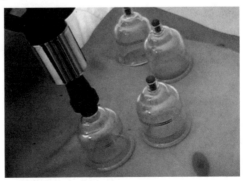

Bei Melanie ist seit langem die Lungenfunktion gestört, trotzdem ist sie sehr kämpferisch von Kindheit an, um überleben zu können. Durch viele verschiedene Stationen in ihrem Leben leidet ihre Seele und Körper. Viele Organe sind bei ihr mittlerweile in Mitleidenschaft gezogen: Neben dem Metall-Element sind besonders das Feuer-Element, Erd-Element, und Metall-Element mit seinem Organ Niere getroffen.

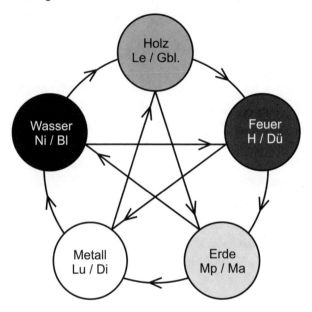

Wu-Xing

Die rapide Gewichtsabnahme, Depression, Hormonstörung sind deutliche Zeichen dafür. Sie nimmt zur Zeit Hormone. Ich berate sie, daß sie lieber von Naturprodukten leben soll, wie Soyasprossen und Tofu, was die Asiaten jeden Tag essen. Sie sind für die Frauen ein natürlicher Hormonersatz, die wir mit der Nahrung zuführen können. Während das Metall litt, bekam es von der Mutter –

der Erde – und der Großmutter – dem Feuer – keine Unterstützung, da diese Elemente selbst in leerem Zustand waren:

Das verletzte Herz konnte den Magen nicht ernähren und die Lunge wiederum dem eigenen Sohn - der Niere - nichts geben. Es ist ein Teufelskreis.

Ich werde nach fünf Phasen die Punkte auswählen und das Mutter Element verstärken. Das Erd Element wird mit guter Ernährung das Gewicht zur Zunahme gebracht. Außerdem müßten bei Melanie sowohl das Lungen–Qi als auch das Nieren–Qi gestärkt werden.

Melanie braucht die Liebe und Zuneigung, die sie in der Kindheit nicht bekam, daher ist es ratsam zu meditieren und Qi Gong zu üben, um die durch Enttäuschungen, verletzten inneren Werte zu stabilisieren und um innere Zufriedenheit zu erlangen. Hat sie die innere Stabilität erlangt, können die äußere Umstände sie nicht mehr unsicher machen. Mit den Händen berührt zu werden ist für ihr Shen heilsam.

"DAS GUTE HERZ FÖRDERN UND FRIEDVOLLEN GEISTESZUSTAND BEWAHREN UND UNSERE WEISHEIT ENTWICKELN" – heißt es in Meditationstexten der tibetischen buddhistischen Gruppe in meinem Zentrum "OASe".
„Wenn wir nicht danach streben, unsere Weisheit zu entwickeln, werden wir immer unwissend in Bezug auf endgültige Wahrheit bleiben – die wahre Natur der Wirklichkeit. Wenn wir kein gutes Herz entwickeln, zerstört unsere eigensüchtige Motivation Harmonie und gute Beziehung mit anderen. Ohne inneren Frieden ist äußerer Friede unmöglich. Wenn wir keinen friedvollen Geisteszustand bewahren, sind wir niemals glücklich, selbst unter den besten Bedingungen. Andererseits, wenn unser Geist friedvoll ist, sind wir glücklich, auch wenn die äußeren Bedin-

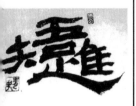

Zufriedenheit

gungen unangenehm sind. Deshalb ist die Entwicklung dieser Qualitäten von größer Wichtigkeit für unser tägliches Glück."

Inzwischen erhält Melanie bei mir die Ausbildung für Shiatsu/ Tuina / Tsiab.

Sechstes Fallbeispiel:

Martha W. , 60 Jahre alt. Rentnerin
Martha W. kommt zu mir in die Praxis wegen ihrer Anfälligkeit für Erkältungen, Bronchitis und Husten, sowie wegen ihrer Traurigkeit.

Anamnese:
Martha W. hat einen niedrigen Blutdruck, kalte Hände und kalte Füße. Sie hat einen kraftlosen Husten und leidet unter Kurzatmigkeit. Sie erzählt mir, daß sie sich häufig erkältet. Da ihre oberen Luftwege voll vom Schleim sind, hat sie Probleme, diesen heraus zu befördern. Martha W. hat eine leise Stimme und redet kaum. Sie hat keinen Appetit, wenig Durst. Sie schwitzt nicht.
Ich taste bei ihr einen Puls, der fein ist, langsam und schwach. Ihre Zunge ist blaß und hat einen leichten Belag. Traurigkeit und Melancholie sind bei ihr deutlich zu spüren.
Sie regt sich schnell auf, dabei kommt ein Angstgefühl in ihr hoch und sie stresst sich damit selbst. Obwohl sie Rentnerin ist, hat sie keine Ruhe.
Ihr Gedächtnis läßt langsam nach, deshalb wird sie von ihrem Mann begleitet.
Procedere:
Bei Martha W. ist das Metall-Element, also Lunge und Dickdarm in einem Schwächezustand.

Martha W. leidet an einem Lungen–Qi–Mangel. Sie schwitzt nicht. Das ist ein Zeichen dafür, daß die Wasserregulation der Lunge gestört ist. Das Wei Qi, das Abwehr–Qi, ist schwach, so erkältet sie sich oftmals im Jahr.
Wiederum kann das schwache Metall nicht das Wasser ernähren: Ängste begleiteten sie neben anderen Symptomen.
Durch das lange Husten und die Schleimbildung bei ihrer chronischen Bronchitis leidet die Lunge. Hier ist auch auf die Nierenfunktion zu achten. Meistens liegt hierbei eine Nieren-Schwäche vor, mit einer Nieren-Kälte-Symptomatik: öfter Wasserlassen, Harninkontinenz. Nieren-Yang Mangel bedeutet auch, sie leidet an Kälte, das Lebensfeuer in ihrem Körper ist zu schwach, sie friert leicht, oder mit anderen Worten, sie ist in einem Qi–leeren Zustand. Deswegen ist mein Therapie–Ansatz für Martha W. folgender: Ich muß versuchen, sie aufzubauen oder zu Yangisieren. Die Mutter, hier die Erde, wird tonisiert.
Da sie ständig erkältet ist und friert braucht ihr Körper gewisse Wärmeregulation. Auch die Abwehrkräfte müßten gestärkt werden. Hier möchte sie Heißes und Scharfes essen.
Scharfes Essen tonisiert die Lungenfunktion, wie zum Beispiel Ingwer, Zimt, Curry, Paprika, Pfeffer, Knoblauch, Porree und Zwiebel.
Eine das Lungen-Qi stärkende Heilkräuter-Kur ist angesagt; erstens schweißtreibend, zweitens Feuchtigkeit auflösend, drittens Wind vertreibend, viertens Kälte erwärmend und Schleim auflösend
Akupunktur und Heilkräuter-Therapie lesen Sie im 2. Buch Akupunktur für die Seele nach Wu-Xing.

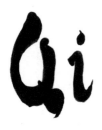

Kalligraphie

Siebentes Fallbeispiel:

Wolfgang B. 55 Jahre alt, Psychoanalytiker.

Anamnese:
Wolfgang B. hat seit 3 Wochen akute Gürtelrose. Er kommt von Hamburg zur Therapie nach Berlin.
Herr Wolfgang B. kam zu uns mit geschwächtem Körperzustand. Er schwitzte am ganzen Körper, vom Kopf bis zum Fuß, hatte aber kein Fieber. Sein Gesicht war blaß, er war kurzatmig. Nach einer lang anhaltenden Erkältung hatte er eine Lungenentzündung bekommen und unmittelbar danach die Gürtelrose. Er hat stechende beißende Schmerzen, besonders am Rücken, genau wo der Hosenbund sitzt.
Als er 12 Jahre alt war, hatte er Tuberkulose bekommen. In dieser Zeit trennten sich seine Eltern und er mußte bei seiner Großmutter wohnen. Er hat Allergien. In seiner Kindheit litt er unter Asthma und hat es auch jetzt noch gelegentlich. Er hat hohen Blutdruck, aber einen niedrigen Puls von 49 /Minute. Auch seine Darmfunktion ist gestört, er hat häufig Blähungen und Durchfall.

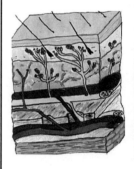

Procedere:
Seine Lungenfunktion ist gestört, er leidet schon seit der Kindheit. Wichtig ist der Aufbau seines Immunsystems. Die Entzündungen müssen aus dem Körper ausgeleitet werden. Da er kein Fieber hat, müßte man das Fieber aus ihm heraus holen, damit sein Körper selbst lernt, richtig gegen Eindringlinge zu kämpfen und sie zu besiegen. Er schwitzt zu viel, da die Poren offen sind; daher müssen die Poren geschlossen werden.

Die Haut hat mit dem Lungen-Funktionskreis zu tun

113

Schon während er redet, kommen mir Ideen, welche Kräuter ich für ihn auswählen werde. Die genauen Rezepturen können Sie im Buch für Therapeuten, meinem zweiten Buch, nachlesen.

Ich behandle ihn also mit Lungen–stärkender Akupunktur und Akupunktur für Fieber. Parallel dazu setze ich Methoden der Darmsanierung ein.

Diese Therapie ist erfolgreich. Nach zwei Monaten Therapiezeit sieht er gut aus. Das Shen seiner Augen strahlt. Seine Frau ist begeistert über seinen Zustand, sie fragt mich, ob sie von mir ebenfalls eine Therapie bekommen könnte.

Achtes Fallbeispiel:

Katja M., 35 Jahre alt, alleinstehend, Film-Schauspielerin.

Anamnese:
Auch Katja M. hat einen niedrigen Blutdruck. Sie hat kalte Hände und kalte Füße, leidet unter Schlafstörungen, Antriebslosigkeit und Müdigkeit. Katja M. leidet unter einem PMS, einem prämenstruellen Syndrom. Sie hat eine unregelmäßige Mensis, seit einem Monat hat sie gar keine Mensis mehr. Ihr Erd-Element, Milz, ist in einem Leere-Zustand. Es kann das Metall-Element nicht ernähren.

Allergie

Sie hat Allergien (Heuschnupfen), außerdem Neurodermitis an der Handinnenseite, seit vier Jahren.

Katja M. klagt über Blähungen. Seit sechs Jahren hat sie

Entzündungen in oberen Luftwege

immer wiederkehrende chronische Entzündungen in der Nase und im Hals. Jedesmal bekam sie von ihrem Hals–Nasen–Ohren–Arzt dagegen ein Antibiotikum. In den letzten Jahren erhielt sie auf diese Weise fünfmal Antibiotika. Jedoch brachte das keine Verbesserung. Ihre Nase läuft ständig und ist rot wie ein Fliegenpilz.

Ihre Stimme ist belegt, deshalb kann sie momentan ihren Beruf als Schauspielerin nicht mehr ausüben.

Bei ihr laufen Sekrete vom Nasen–Rachen–Raum nach unten durch die Speiseröhre in die Verdauungsorgane.

Außerdem hat Katja M. Probleme, Aufträge als Schauspielerin zu bekommen. Um Geld zu verdienen müßte sie jedes Angebot annehmen. Zur Zeit kann sie das allerdings nicht, da sie sich krank fühlt.

Shen-Disharmonie

Seit zwei Jahren sind ihre Beschwerden schlimmer geworden. Das war genau zu der Zeit, als sie sich verliebt hatte und von ihrem Freund erfahren hatte, daß er sie nicht liebt. Damals brach für sie die Welt zusammen, sie fand keinen Sinn darin, weiter zu leben. Seit dem Zeitpunkt ist sie sehr deprimiert und hat kein Selbstwertgefühl mehr.

Procedere:

Ein typisches Beispiel für Störungen der Lungenfunktion: die oberen Luftwege und der Darm sind voller Symptome. Ich habe den Verdacht, daß die Einnahme der vielen Antibiotika ihr nicht gutgetan hat. Sie leidet weiterhin unter ständigen Entzündungen in der Nase und im Rachenraum. Der Schleim im Rachen läuft nach unten bis in den Darm, so daß Katja M. Pilze und Bakterien in ihrem Darm haben muß. Sie hat ständigen Durchfall, außerdem Blähungen. Sowohl Allergien als auch Neurodermitis sind ein Zeichen der Disharmonie im Darm. Deshalb veranlaßte ich die Untersuchung einer Stuhlprobe. Tatsächlich wurden darin Candida albicans in einer Menge gefunden, die weit im pathogenen Bereich lag.

Pilzbefall scheint mir im Moment eine Volkskrankheit zu sein, ebenso wie auch die seelische Shen-Disharmonie. Auch Allergien zählen zur Zeit zu den sich vermehrenden Krankheiten.

In dem Leere–Zustand, in dem sich Katjas Qi befindet, muß ich versuchen, mit ihr auch eine Aufbautherapie zu machen.

Ich schlage ihr eine Akupunktur–Therapie vor, für die Shen–Klärung: Die Belastungen durch ihre unglückliche Liebe, ihre schlechte Auftragslage und ihr Alleinsein sprechen dafür, daß dies nötig ist. Außerdem mache ich Akupunktur gegen ihre Nasennebenhöhlenentzündung.

Weiterhin berate ich sie für eine Therapie gegen die Candia albicans.

Pilz – Diät

für Katja; sie hat Pilze im Körper und leidet an chronischer Sinusitis, Allergien und Neurodermitis, die sich in ihrem Leben sehr belastend auswirken.

wegen ihrer
Neurodermitis,
habe ich sie am
Ende auf
Milchproduckte
verzichten
lassen

Wer Pilze im Körper hat, sollte Zucker in jeder Form und Süßigkeiten aller Art meiden. Auf Weißmehlerzeugnisse wie Weißbrot, Nudeln sollte Katja verzichten, außerdem keine süßen Getränke, wie Bier, Wein, Limonade, Cola und Obstsäfte zu sich nehmen. Wenn möglich sollte sie auf ausgewogene Ernährung achten: vor allem ballaststoffreiche Kost, Vollkornbrot. Sie sollte Milchprodukte wie Molke, Dickmilch, Quarkspeisen zu sich nehmen, Kefir, Joghurt, Buttermilch und Mineralwasser, Grünen Tee, Entschlackungstee und Ingwer Tee trinken. Ingwer und Knoblauch verwenden wir in Asien zum Vorbeugen gegen Bakterien und Viren.

Tierisches Eiweiß darf gegessen werden, allerdings sollten Fleisch oder Fisch nicht gebraten oder paniert sein.

Auch gekochte Eier zum Frühstück sind in Ordnung. Es ist sehr empfehlenswert, Rohkost und Salatvariationen zu essen.

Außerdem muß sehr auf die Hygiene geachtet werden. Zahnbürste und (falls vorhanden) Zahnprothese kommen in eine Desinfektionslösung. Ein Mundgel mit Nystatin sollte verwendet werden. Die Zungenbeläge sind abzuschaben, die Zunge ist täglich gründlich zu reinigen.

Die Handtücher müssen getrennt von denen der Angehörigen benutzt und bei der Wäsche gekocht werden.

In der Therapiezeit (das sind ungefähr vier bis sechs Monate), ist Körperkontakt wie Küssen oder Geschlechtsverkehr, möglichst zu vermeiden. Gleichzeitig müssen mit dieser Diät Medikamente verabreicht werden.

Katja brauchte viel Geduld, um die Entzündung und die Pilze aus ihrem Körper auszuleiten. Sie bekam ab und zu eine Krise und Wutanfälle, weil ihre Nase immer noch rot war. Als Schauspielerin wäre eine bessere, weniger auffallende Nase vorteilhaft gewesen. Aber mit viel Geduld und Ruhe, auf ihrer wie auf meiner Seite, hat sie es schließlich geschafft.

Yang — Symptome der Lunge

Der Patient hat Allergien, seine Haut ist trocken, pigmentiert, er hat Juckreiz, akute Hautentzündungen; Neurodermitis, trockene Exzeme, Psoriasis (Schuppenflechte), Dermatitis, Nasenbluten, Tonsilitis, Bronchitis, Sinusitis und Kolitis.

Der Patient hat einen trockenen Husten ohne Schleime, er hat viel Durst, neigt zur Verstopfung und zu Hämorrhoiden, sein Puls ist hart, die Zunge rot, jedoch, wenn sie trocken ist, ohne Belag.

Neuntes Fallbeispiel:

Frau Nina N., Lehrerin. 37 Jahre alt, Alleinerziehende Mutter, ein Sohn.

Anamnese:
Von Kindheit an leidet Nina N. an Allergien. Sie ist allergisch gegen Hausstaub, Milben, sowie gegen verschiedene Pollen.
1995 verlor sie ihr erstes Kind bei einer Fehlgeburt. Unmittelbar danach bekam sie Nesselsucht. Seit 1997 hat sie Ängste und Herzrasen. Im Mai 1999 bekam sie einen Hörsturz und war drei Tage im Krankenhaus.
Sie hat ständige Entzündungen in den oberen Luftwegen. Bronchitis, Tonsilitis, Angina in Begleitung von Husten und Heiserkeit. Dagegen nimmt sie sehr häufig Antibiotika. Von 1997 bis 1999 hat sie siebenmal Antibiotika von ihrem Hausarzt erhalten.
Sie hat Verdauungsbeschwerden: Durchfall und Verstopfung wechseln sich ab. Das Partner–Organ Dickdarm ist wahrscheinlich auch in Mitleidenschaft gezogen.
Sie hat Schmerzen an verschiedenen Gelenken, der Rheumafaktor ist bei ihr aber negativ.
Ihre Symptome haben seit einem Jahr zugenommen: häufige Erkältungen. Halsschmerzen hat sie fast jeden Tag.
Frau Nina N. hat zur Zeit eine akute Sinusitis, ihre Nase ist verstopft. Seit einem dreiviertel Jahr hat sie Kopfschmerzen und Nackenschmerzen, ein Halswirbelsäulen–Syndrom, das sich, nach ihren Angaben, verstärkt. Als Lehrerin kann sie so nicht arbeiten, sie ist ständig krankgeschrieben.
Mit ihrem Sohn kommt sie nicht zurecht. Sie sagt von ihm, er wäre ein "hyperaktives Kind".

Nina N. redet schnell und hektisch, sie hat ein etwas errötetes Gesicht. Dabei fällt mir auf, sie hat viele Pickel im Gesicht. Bei der Anamnese erzählt sie ununterbrochen über ihre Krankheiten und liefert auch selbst die Diagnose. Hier macht sie auf mich den Eindruck, als ob sie ihre Krankheiten lieben und mit ihnen leben würde.

Inzwischen hat sie auch Angst, mit dem Auto zu fahren. Einmal, als sie Auto fuhr, hatte sie einen "black out", und es war niemand bei ihr, der ihr helfen konnte. Seit diesem Erlebnis fährt sie nicht mehr.

Ihr Kehlkopf ist trocken, ihre Zunge ist kaum belegt und rot. Ihr Puls ist voll und kräftig. In der Iris–Diagnose sehe ich ihre unruhige Darmkrause und ihre Organschwäche.

Daß sie zu mir in die Sprechstunde kam, war für sie wie ein letzter Ausweg. Sie war bei sehr vielen anderen Therapeuten.

Sie ist sich sicher, daß ich ihr helfen werde. Gleichzeitig kommt von ihr immer wieder die Frage: Bisher hat mir niemand geholfen – können Sie mir wirklich helfen?

Ich spüre wieder die Verantwortung.

Procedere:
Frau Nina N. trägt in den letzten Jahren eine Entzündung in ihrem Körper, besonders in den oberen Luftwegen. Diese versuchte sie mit Antibiotika zu beseitigen, aber ohne Erfolg. Es ist eine immer wiederkehrende Entzündung zu beobachten. Die Sekrete laufen von oben, von der Nase oder vom Rachen, nach unten in den Darm. Die Darmschleime sind genauso belastet wie die in den oberen Luftwegen.

Ihr unreines Gesicht ist ein Zeichen der Lungenfunktion (siehe dazu oben). Die Lunge hat Bezug zur Haut, diese wiederum zum Dickdarm.

Durch die häufige Einnahme der Antibiotika vermute ich eine Dysbiose (das heißt, einen unharmonischen Zustand der Darmflora) und Pilze im Darm. Also lasse ich Nina N. eine Stuhlprobe nehmen und gebe dem mikrobiologischen Institut den Auftrag zur Untersuchung und zur Herstellung von Autovaccinen.

Autovaccine werden aus den körpereigenen Keimen von Nina N. hergestellt und nur bei ihr angewendet. Diese wirken auf ihr Immunsystem und sind grundsätzlich bei allen therapieresistenten chronischen Erkrankungen indiziert. Wie zum Beispiel bei Erkrankungen und Störungen des Gastro–Intestinal–Traktes, Magen–Darmbeschwerden, Infektionen in den oberen Luftwegen, Bronchitis, Harnwegsinfekten, Dermatitis.

Meine Therapie beginnt ernsthaft mit Aufklärungsarbeit. Es wäre einfach, ihr ein Rezept auszuschreiben und zu sagen, nehmen Sie dieses und jenes Medikament. Die Symptome würden vielleicht verschwinden. Aber es gäbe keine wirkliche Heilung, nach einiger Zeit käme die Patientin wieder, ich würde sie wieder auf die gleiche Weise behandeln und so weiter. Die Kasse würde für alles die Kosten übernehmen, das wäre die Hauptsache. Aber mit dieser Verfahrensweise haben wir immer mehr chronisch Kranke, irgendwann werden die Krankenkassen vollkommen überlastet und können nicht mehr zahlen. Was dann? Wir haben viel zu tun, wenn wir ernsthaft therapieren wollen, um die Patienten und auch die Krankenkassen aus dieser Misere herauszuholen.

Die Patientin muß dabei aktiv mitarbeiten. Das ist die absolute Voraussetzung, sonst hat eine solche Therapie keinen Sinn.

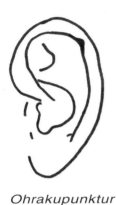

Ohrakupunktur

Der Therapieplan:

1. Wir beginnen mit einer Darmsanierung. Sie hat dabei die Wahl zwischen einer Entschlackungskur mit Fasten oder einer Entschlackungskur mit chinesischen Heilkräutern ohne Fasten.

2. Es wird eine Basis–Therapie geplant , das sind 10 Sitzungen. Ich sediere sie mit Akupunktur: gegen ihre Entzündungen, um Schmerzen auszuleiten. Auch um ihre Ängste zu beseitigen, gebe ich ihr Akupunktur, um ihren Geist, ihr Shen, zu besänftigen: Hier wird ihr vegetatives Nervensystem harmonisiert.

3. Um ihre Immunschwäche, die durch jahrelange Allergien und Entzündungen entstanden ist, zu beheben, beginnen wir mit einer Eigenblutinjektionstherapie.

4. Sie bekommt eine Therapie mit Autovaccinen, gleichzeitig bekommt sie entzündungshemmende chinesische Heilkräuter für die oberen Luftwege.

5. Da die mikrobiologische Untersuchung ergeben hat, daß bei ihr Candida albicans in pathogener Menge vorhanden sind, verordne ich ihr (wie auch bei Katja) eine Therapie gegen Pilze, verbunden mit einer Diät.

6. Danach werden wir mit dem Aufbau einer gesunden Darmflora beginnen.

7. Ich spreche mit ihr über ihre soziale und ihre seelische Situation sowie über ihre Krankheit, kläre sie über Zusammenhänge auf. Ihr Ziel muß es werden, aus ihrer Krankheitssituation herauszukommen. Wenn sie "die Krankheit als Weg" sieht, bleibt sie in ihrem Loch drin. Ich könnte, wie Sie im Deutschen sagen, mir den Mund fusselig reden bei meiner Beratung, alles würde sinnlos bleiben.

8. Gleichzeitig berate ich sie wegen ihres sogenannten "hyperaktiven Kindes".

Nach der vierwöchigen Akupunktur–Therapie geht es ihr besser, sie hat keine Angst mehr, fährt auch wieder Auto. Ebenfalls nach vier Wochen, nachdem die Akupunkturtherapie abgeschlossen war, hätte sie mit der Autovaccine–Therapie beginnen können. Sie sagte jedoch ab, sie hätte gehört, man könnte davon Fieber bekommen, das könnte sie nicht vertragen. Allerdings hatte ich ihr die genauen Wirkungen der Autovaccine erklärt.

Nach zwei Monaten rief sie wieder an, ihre Halsentzündung sei so schlimm, daß sie nicht sprechen könnte und sie würde deswegen wieder ein Antibiotikum einnehmen, von ihrem Hausarzt angeordnet. Die Teufelskreis hatte sich wieder geschlossen.

Zehntes Fallbeispiel:

Frau Christine W., 60 Jahre alt.

Anamnese:

Christine W. kommt im April 2000 zum ersten Mal zu mir. In diesem Frühjahr hatte sie eine Bronchitis bekommen, dagegen erhielt sie Antibiotika. Unmittelbar danach bekam sie starkes Sodbrennen. Die Säure kam bis in den Mund hoch, ihr ganzer Mund brannte.

Ihre Zunge ist dunkel gelbgrünlich gefärbt und hat einen dicken Belag. Ihr Stuhlgang tendiert zum Schafkot–ähnlichen, der Urin ist dunkelgelb.

In ihrem Darm wurden Helicobacter–Erreger gefunden, dagegen bekam sie wiederum Antibiotika. Diese nahm sie zehn Tage lang ein, nach dem verordneten Schema. Bei der Nachuntersuchung sollte sie frei von Bakterien sein, gemessen in der Atemluft, die aus dem Mund ausgepustet wird.

Nachdem sie die Antibiotika gegen den Helicobakter zu Ende genommen hatte, schmerzten ihre Blase und ihre Niere sehr. Bei einem Urologen wurde eine Entzündung der Nieren festgestellt. Auch er gab ihr wieder Antibiotika, sie mußte diese wiederum noch sieben Tage lang einnehmen. Inzwischen hatte sie aber Aversionen gegen die Antibiotika entwickelt und nahm diese nicht mehr ein. Frau W. ist sehr wütend auf ihren bisherigen Ärzte.

Procedere:
Wie jeden meiner Patienten frage ich auch Frau W., durch wen sie zu mir gekommen ist. Sie erzählt, wie hilflos sie sich fühlte, wie sie dann als letzten Hilfeschrei meine Adresse zusammen mit den Adressen von anderen Therapeuten aus den „Gelben Seiten" herausgesucht und schließlich ausgependelt hat, zu wem sie gehen soll.
Sie ist müde und fühlt sich schlecht. Schlimm sind ihre immer wiederkehrenden Entzündungen. Nach der Einnahme der Antibiotika von den drei Ärzten (Lungenarzt, Internist und Urologe) wurde keine Verbesserung erzielt, eher das Gegenteil. Ihr übersäuertes Darm–Milieu macht ihr Probleme. Ihre Darmflora wurde nicht aufgebaut, sondern, im Gegenteil, weiterhin wurden ihr scharfe Medikamente verordnet. Diese zerstörten die Darmflora jedoch immer weiter, obwohl ihnen einige magenschonende Mittel zugefügt wurden.
1. Bei Frau W. setze ich als erstes eine sanfte Darmreinigung und Entschlackung mit chinesischen Heilkräutern an.
2. Danach beginne ich mit Hilfe von getöteten Colibakterien und mit Laktose mit dem Aufbau einer gesunden Darmflora.

3. Mit einer Eigenblut-Therapie fahre ich fort, gebe homöopathische Konstitutionsmittel hinzu und führe eine Autovaccine-Therapie durch, um ihr Immunsystem zu stärken.
Am Ende der Therapie veranlasse ich eine Kontrolluntersuchung.

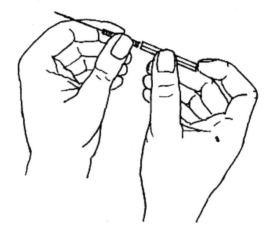

HERZ (Xin)

Organzeichen: Strömen des Blutes
Element: Feuer
Farbe: Rot
Jahreszeit: Sommer
Himmelsrichtung: Süd
Planet: Mars
Tugend: Sitte, Moral
Emotion: Freude, Liebe
Geschmack: Bitter
Bezug auf: Zunge
Minimumzeit: 23-1 Uhr
Maximumzeit: 11-13 Uhr
Partnerorgan: Dünndarm

Xin

Das Herz ist für den Bluttransport verantwortlich und hält die Blutzirkulation aufrecht, aber gleichzeitig ist das Herz der Sitz des Geist Shen, des Bewußtseins, des Verstandes, des Intellekts, des Gemüts, des Gedächtnisses und des Schlafes.

Das Herz hat Verbindung zum Großhirn und ist die Ausgangsbasis jeglicher geistig–seelischer Vorgänge.

Das Herz ist die höchste Qualität unserer Menschlichkeit. Wenn einer kalt, falsch und nicht wahrhaftig ist, sagt man, er ist herzlos. Wenn jemand lügt, so hat er die Wahrhaftigkeit seines Herzens verloren.

Wenn jemand gute Bildung, ein gutes Aussehen, Reichtum hat, aber er hat diese Qualitäten im Herzen nicht, so

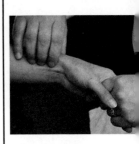

Pulsdiagnose

ist dieser Mensch eigentlich nichts wert. Auf alldiese Zusammenhänge habe ich schon am Anfang des Buches hingewiesen.

Noch einmal zur Erinnerung: Ich spreche hier immer aus der Sicht der chinesischen Medizin, mir geht es nicht um das Herz als isoliertes Organ im Körper des Menschen.

Die fünf
Elemente:
H: Holz
F: Feuer
E: Erde
M: Metall
W: Wasser

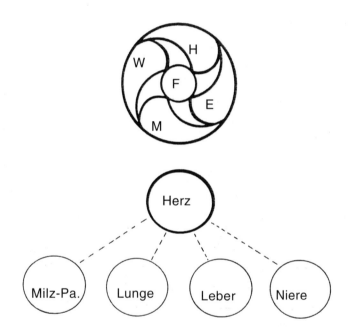

Wir sehen es in der Traditionellen Chinesischen Medizin vielmehr so, dass das Herz auch die anderen Organe sowie das gesamte Körper–System regiert. Deswegen sagen wir, das Herz ist das Königsorgan. Bei allen Krankheiten reagiert das Herz, ist als Emotionsorgan beteiligt.

Das Herz ist das
Königsorgan in
unserem Körper

DISHARMONIE DES HERZENS.

Die Patienten klagen dabei über Kopfschmerzen, Schlafstörungen, Träume, über Apathie, Konzentrationsschwäche, Verwirrtheit, Müdigkeit. Über nervöse Herzbeschwerden, Herzrhythmusstörungen, Herzrasen, Herzklopfen, Hysterie, Beklemmungsgefühl in der Solarplexus–Region.
Über Atembeschwerden und Schweißausbrüche, sowie
über Angst. Diese Symptome können auch ohne Organbefunde vorkommen. Sowohl mit Hypertonie und Herzinfarkt, als auch mit Apoplexie ist hier, als schwere Folgen,
zu rechnen
Im Moment behandle ich eine Frau, die ohne Organbefund
all diese Symptome hat. Mit der Scheidung ihrer ersten
Ehe haben die Symptome angefangen. Sie haben sich mit
der Trennung ihrer zweiten Ehe verstärkt: Sie hat Herzrhythmusstörungen, ihr Herz klopft und rast in der Nacht.
Außerdem hat sie Schlafstörungen. Aber alle Untersuchungen des Herzens waren ohne Befunde. Trotz dieser negativen Untersuchungsergebnisse mußte sie inzwischen
Betablocker nehmen, um ihren Blutdruck niedrig zu halten, sowie Beruhigungsmittel für ihr vegetatives Nervensystem. Außer diesen Symptomen hat sie zur Zeit ein
Lendenwirbelsäulen–Syndrom und Nierenfunktionsstörungen.

„Das Herz öffnet sich in die Zunge", erläutert „Des Gelben
Kaisers Klassiker der Inneren Medizin" . Die Zunge heißt
auf Griechisch „Glossa", das bedeutet „die Sprache". Nach
einer Apoplexie hat der Patient Sprachstörungen. Im
Geschwisterorgan Dünndarm kommt es zu Durchfällen,
es kommt zu Entzündungen im Zwölffingerdarm, Blähungen, sowie einem Engegefühl am Zwerchfell.

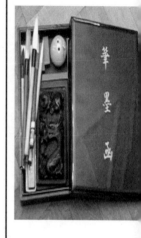

*Kalligraphie -
Set*

127

Freude und Liebe machen das Herz gesund. Viel Lachen ist wohltuend für das Herz. Dagegen machen Sorgen, Trauer und Kummer das Herz krank. Und auch ein übertriebenes exzessives Liebesleben schädigt das Organ.

Yin – Symptome des Herzens

Der Patient hat kalte Hände, kalte Füße, er friert leicht, hat ein blasses Gesicht, einen verschlossenen Gesichtsausdruck. Er hat Hypotonie (niedrigen Blutdruck), blaue Lippen. Er hat Spannungen im Solarplexus und Brustbereich, Angstgefühle, Depressionen, ist vielleicht sogar lebensmüde. Er hat Herzschmerzen und Schlafstörungen.

Elftes Fallbeispiel:

Annaliese K., 50 Jahre alt, Theaterwissenschaftlerin. Sie hat zwei erwachsene Kinder.

Anamnese:
Seit acht Jahren leidet Annaliese K. an Depressionen, ist deswegen arbeitslos. Sie hat Angst, aus dem Haus zu gehen. Wo viele Menschen sich treffen gerät sie in eine Panik. Wenn die Angst sie überfällt, verkrampft sich ihr ganzer Körper. Sie bekommt Verspannungen am Nacken und Kopfschmerzen. So blieb sie immer öfter zu Hause. Es ist ihr schwergefallen, zu mir in die Praxis zu kommen. Sie hat Schmerzen im Solarplexus– Bereich, Engegefühle in der Brust und Herzunruhe.
Lustlosigkeit und pessimistische Gedanken beherrschen sie. Wenn sie redet, sind Tränen in ihren Augen, sie kann aber nicht weinen.

Procedere:
Sie ist ruhig, zurückhaltend, hat eine leise Stimme, redet nicht viel. Frau K. hat ein sympathisches Gesicht. Auch für ihre jetzt schon großen Kinder ist sie immer noch eine sehr fürsorgliche Mutter.

Nach ihren Aussagen hat sie nicht für sich selbst gelebt, sondern immer für die anderen. Ihr Mann hat ihr nicht geholfen, weder im Haushalt noch bei der Kindererziehung. Sie war berufstätig, bis die Depressionen kamen und sie nicht mehr fähig war, in einem Theater zu arbeiten. Sie hat über ihre Probleme nicht reden können, hat sich nicht getraut zu sprechen, auch nicht mit ihrem Mann. Die Emotionen sind bis jetzt noch in ihr steckengeblieben. Sie verbrachte ihre Kindheit bei ihrer Großmutter, da ihre Mutter ein zweites Mal geheiratet hatte.

Auch beim Psychoanalytiker war sie inzwischen, das hat ihr aber nicht geholfen. Sie weiß genau die Ursache ihrer Depression, trotzdem kann sie sie nicht beeinflussen. Die Selbsthilfegruppe, die sie besuchte, nervte sie nur. Wenn andere über ähnliche Probleme redeten, konnte sie es nicht mehr hören, es belastete sie noch mehr. Sie hat Schlafstörungen und Druckgefühl am Ohr, aber keinen Tinnitus. Außerdem hat sie Spannungen, die bis zu den Augen führen. Sie liebt den Süden und die Wärme.

Bei Annaliese K. finden wir das Bild einer Herz-Yin-Fülle, beziehungsweise Yang-Leere. Sie hat eine Schwäche im Element Feuer. Unterdrückte Emotionen wie Resignationen und Enttäuschungen bringen das Qi in der Leber in Stauung. Dieses Qi steigt zum Herzen hoch und verletzt das Herz, das verletzte Shen im Herzen verursacht Depressionen.

Wie Sie aus den vorausgegangenen Beschreibungen der Fünf Wandlungssysteme wissen, ist das Mutter–Element

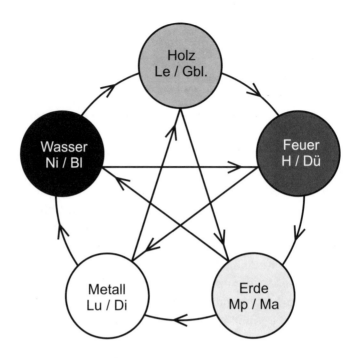

des Herzens das Holz–Element. Dieses Mutter– Element, in den Meridianen von Leber, Gallenblase und Herz wird mit Hilfe der Akupunktur tonisiert.

Für Annaliese K. ist es wichtig, sich aktiv körperlich zu betätigen, damit die bedrückte Seele aus dem Körper nach außen geleitet wird. Tai Chi, Qi Gong–Übungen für die Atmung, Tanzen, Singen, Instrumente spielen. Ebenso ist ihr Theaterspielen zu empfehlen. Außerdem rate ich ihr, Yoga zu machen.

Auch manche Körperarbeit, wie die Shiatsu/Tuina/Tsiab Massage ist als passive Therapie für die Patientin anzuraten. Dagegen könnten Meditation und autogenes Training in dieser Patientin das Grübeln, die Melancholie und Depressionen eher verstärken.

Für manche Patienten, wie auch für Annaliese K., ist die Psychoanalyse nicht ideal. Die „Kopfmenschen" wissen theoretisch alles und denken vernünftig. Diese Menschen brauchen nicht die Psychoanalyse, sondern ein aktives körperliches Betätigungsfeld. Bauchatmung, Tai Chi und Qi Gong–Übungen habe ich Annaliese K. jedesmal beigebracht, wenn sie zu mir zur Akupunktur kam.

Bei Frau K. müßten sowohl das Holz-Element als auch das Erd-Element gestärkt werden, denn in ihrem Bauch, im Dan-Tien, also im Bereich des mittleren Dreifachen Erwärmers, fehlt ihr die Energie, die die Seele stabiler macht und womit sie geerdet wird. Das Dan-Tien oder Hara ist unsere Mitte.

Das Meer der Energie: Qi Hai.

Von hier aus können wir unsere Energie nach unten bringen, damit wir an die Erde gebunden sind. Haben wir das erreicht, so fühlen wir uns so stark wie ein Baum. Wir wurzeln tief und fest in der Erde, sogar der Sturm kann nicht mehr an uns rütteln.

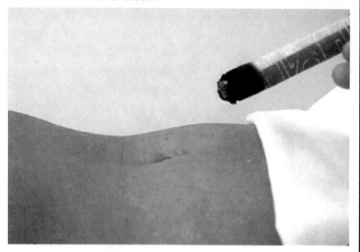

Das Meer der Energie

Annaliese K. weiß, dass sie in der Kindheit zu wenig Zuneigung und Anerkennung bekommen hat. Sie war unsicher und zweifelte an sich selbst. Sie hat nur für die anderen gelebt und hat dabei sich selbst nicht geachtet und sich selbst nicht geliebt.

Frau K. setzt sich nicht durch, sondern fügt sich lieber. Sie ist überhaupt nicht emotional, sie kontrolliert sich mit dem Kopf, mit der Vernunft und mit der Wissenschaft, die siestudiert hat. Sie muß lernen, mit ihren Emotionen, wie Wut und Zorn oder Traurigkeit, umzugehen, anstatt sie zu unterdrücken.

„Entfalte Dein inneres Potential"

Hier ein Zitat aus dem Buch „Entfalte Dein inneres Potential", an das ich gerade bei der Anamnese für Annaliese K. immer wieder denken mußte: „Die Grundlage emotionaler Gesundheit ist Selbstachtung. Wenn du wirklich dein Wesen liebst, wirst du Konflikte lösen und alles tun, was du kannst, um emotionales Wohlbefinden zu erreichen.

Wie kannst du andere wirklich achten, wenn du dich nicht selbst achtest?

Während du dich selbst achtest, solltest du in Beziehung zu anderen vorurteilsfrei sein. Das ist die beste Methode, die ich empfehlen kann, und dieses setzt wache Aufmerksamkeit voraus, damit der Prozeß erfolgreich ist.

Wer sich selbst achtet, wird niemals etwas tun, wodurch er sich selbst schadet oder zerstört. Wer andere achtet, ist zu nichts anderem fähig, als sie zu lieben und zu segnen."

Frau K. sagt, sie kann nicht tanzen oder singen, sie spielt auch keine Instrumente. Zur Zeit geht sie zur Atemtherapie, die mit Bewegungen kombiniert ist. Es ist auf alle Fälle gut, wenn sie etwas unternimmt und nicht zu Hause hockt und grübelt.

Yang—Symptome des Herzens

Die Patienten haben ein rötliches Gesicht. Sie zeigen ein ungeduldiges, häufig auch ein grobes, plumpes Verhalten. Sie leiden unter einer Stagnation des Blutes und des Qi, haben Verengungen der Gefäße, hohe Cholesterin-Werte. Oftmals kommen dazu Gewichtszunahme, Gicht oder Arthrose, als Folge von Übersäuerung. Möglicherweise kommt es bei ihnen zum Herzinfarkt, zur Apoplexie, zur Fazialisparese. Als Begleitsymptome entstehen hier Grübeln, Ängste und Schlafstörungen.

Das Herz greift die Lunge an: Entzündungen in den oberen Luftwegen, Schleime und Heiserkeit sind die Folgen. Die Nierenfunktion schwächt sich.

Zwölftes Fallbeispiel:

Herr Manfred K., 74 Jahre alt.

Anamnese:

Herr K. hat einen hohen Blutdruck. An diesen Hypertonien leidet er bereits seit 30 Jahren. Er hat hohe Cholesterin-Werte, Arthrose in den Gelenken, Psoriasis Arthritis in den Kopfhaaren. Außerdem ist er belastet mit einem Morbus Bechtereff. Er hat rheumatische Schmerzen an den Gelenken, dabei tritt oftmals Fieber auf. Ein leichtes Fieber von 37,5 ° C hat er ständig.

Zur Zeit klagt er über Atembeschwerden. Der Schleim im Hals und Asthma-Anfälle vermehren sich. Ihn bedrücken Ängste. Er hat ein Prostataadenom.

Herzunruhe tritt bei ihm auf in der Zeit zwischen 12 Uhr nachts (Herz Minimumzeit) und drei Uhr in der Frühe. Sein

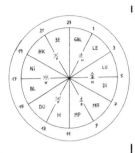

*chinesische
Organuhr*

Blutdruck steigt plötzlich hoch. Er steht dann aus dem Bett auf und hat Angst, dass ihm etwas passieren könnte. Er hat Kopfschmerzen, zusammenziehende und blitzende Gefühle im Kopfbereich. Manchmal treten sie in Begleitung elektrisierender Empfindungen auf. Danach fühlt sich sein Kopf taub an, intuitiv versucht er dann in dieser Gegend mit der Faust zu klopfen, wie um sie aufzuwecken.

Das akute Problem zur Zeit ist Schlafstörung

Procedere:

Woher kommt es, dass ein Bluthochdruck–Patient immer auch die Symptome von Gefäßverengungen und hohen Cholesterin–Werten zeigt? Es ist wahrscheinlich wegen des Sympathischen Nervensystems, das die LDL–Werte hoch puscht und damit auch das Cholesterin. Interessante Beobachtung in der Praxisarbeit ist, dass wir in der chinesischen Medizin, indem wir durch sedierende Methoden mit der Akupunktur das Sympathische Nervensystem beruhigen, die Werte des LDL und somit auch des Cholesterins herunterbringen können. Wir wissen, wie das Nervensystem und das Hormonsystem parallel funktionieren: füreinander und gegeneinander; wenn Sie sich über etwas ärgern und aufregen, steigt der Adrenalinspiegel hoch, wenn sie sich freuen, steigen die Endorphine.

Vor zehn Monaten hatte Herr K. einen Herzinfarkt. Zum Glück ist dieser ohne Folgen geblieben. Die Computer–Tomographie und die Kernspin–Tomographie waren ohne Befunde.

Herr K. ist ein Beispiel der Abhängigkeit der drei Yin–Organe voneinander: Der Funktionskreis zwischen Herz und Nieren, Herz und Lunge, Lunge und Nieren.

Wenn die Krankheit weiter in den Li–Zustand, das heißt in den chronischen Zustand übergeht, werden allmählich auch die anderen Organe in Mitleidenschaft genommen. Ich erkläre Ihnen das anhand der Beispiele der Fünf Wandlungsphasen.

Zusammenhänge zwischen Herz, Lunge und Niere:
Bitte erinnern Sie sich an die vorhergehenden Beispiele und die Erklärungen der Krankheitsbilder aus den Fünf Wandlungsphasen. Auf dieses Beispiel bezogen heißt das,

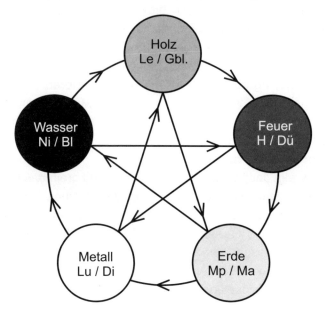

wenn das Herz schwer krank ist und lange Zeit leidet (Li–Zustand der Krankheiten, damit sind chronische Krankheiten gemeint), dann ist es nicht in der Lage, sich selbst zu ernähren und außerdem seinen Sohn oder seinen Enkelsohn zu füttern und zu unterstützen.

Die anderen Organe zu kontrollieren schafft das Herz erst recht nicht. Es kann sie einfach nicht greifen und festhalten: Die Lungenfunktionen lassen nach. Die Lunge ist nicht mehr in der Lage, die Flüssigkeiten nach unten zu befördern. Diese gehen in die falsche Richtung, nach oben, wie zum Beispiel die Körperflüssigkeiten, Schleime, die in der Lunge nach oben steigen.

Hier bekommen die herzkranken Patienten dann meistens Theophyllin–Tabletten für die Lunge. Auch die Nierenfunktionen werden schwächer. Nierenunterfunktion und Blasenschwäche kommen hinzu. Auch Ödeme an den Beinen treten häufig auf, so dass die Patienten ein Diuretikum zum Entwässern nehmen müssen. Wenn hier Magen und Milz–Pankreas noch funktionstüchtig sind, hat das Herz relativ gute Chancen, sich zu regenerieren.

Ist das aber nicht der Fall, ist auch das Mutter–Element, die Holzorgane, also Leber und Gallenblase, von Krankheiten befallen, so können sie Yin und Yang nicht mehr unter Kontrolle halten.

Hier steigt das Leber–Yang nach oben und greift das Herz an. Das kann Hitzegefühle im Kopf verursachen, und der „innere Wind", wie die chinesische Medizin sagt, trifft das Gehirn[2]*. Das Gehirn ist vom Wind getroffen, "Zhong Feng", lateinisch „Zerebrale Insuffizienz". Hier ist das Fass voll, mit einem Schlaganfall ist zu rechnen. Die Folgen davon sind halbseitige Lähmung (Hemiplegie), Sprachstörungen und auch Fazialisparese.

Später, bei der Beschreibung der Fallbeispiele der Yang–Leber werde ich diese Lähmungen erläutern.

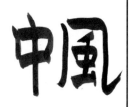

Zhong Feng

Dreizehntes Fallbeispiel:

Hans–Jürgen D., 60 Jahre alt, am Beginn seines Ruhe-
standes.

Anamnese:
Hans-Jürgen D. hat ein rotes Gesicht, er hat Gicht an
Fingern und Füßen. Sie sind bereits etwas deformiert.
Sein Harnsäure-Wert ist hoch. Die Blutsenkung ist er-
höht, Triglizeride sind ebenfalls hoch. Der ph–Wert ist
dagegen zu niedrig.
Er hat hohen Blutdruck seit 20 Jahren. Damals kam sei-
ne erste Tochter bei einem Unfall zu Tode. Seitdem nimmt
Hans-Jürgen D. drei verschiedene Blutdruck–Tabletten.
Ohne den Trost seiner Frau, so sagt er, ist er nicht in der
Lage, normal zu leben. Seine Frau leidet an chronischer
Magenschleimhautentzündung. Bei ihr sitzt der Tod der
Tochter noch tief. Sie weint, wenn sie darüber erzählt.
Mit dem Schlaf hat er keine Probleme. Er hat guten Ap-
petit, die Magen– und die Nierenfunktion sind gut.
Allerdings hat er Übergewicht. Er klagt über akute Kopf-
schmerzen und Spannungen, Schmerzen an den Hals-
wirbeln und im Nackenbereich.
Er hat etwas Sorge, als Rentner nichts mehr zu tun zu
haben. Am liebsten möchte er jetzt schon anfangen, sich
zu beschäftigen. Also lernt er zuerst Tai Chi und Herz-Qi
Gong.

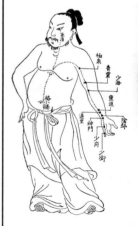

Procedere:
Zuerst muß ich den akuten Schub der Gicht und Schmerzen behandeln.

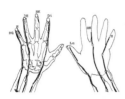

Meridiane in den Händen

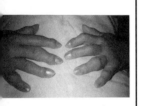

Arthrose Hände

Es ist Ernährungsumstellung angesagt. Wir treffen eine Abmachung: Ich behandle seine Schmerzen und er hält sich an die Diät und nimmt etwas ab.

Nach sechs Wochen werden wir eine weitere Kontrolle der Blutwerte veranlassen.

Wegen seiner Übersäuerung beginnt er für eine Darmreinigung und Entschlackung mit einer zweiwöchigen chinesischen Heilkräuter–Kur.

Akupunktur- Therapien bei Herz Yang–Fülle sehen Sie im Therapiebuch.

Gegen seine Kopfschmerzen akupunktiere ich am Kopf und am Nacken. Besonders die Nackenpartien sind hart, hier sitzen Schlackenstoffe fest. Ich behandle die Dreiecks–Partien, die ich Ihnen bereits bei der Patientin mit Milz–Pankreas Yin–Fülle, vorgestellt habe.

Ich kläre Herrn Hans-Jürgen D. auf, wie seine Säure- Basen Balance im Körper zu erreichen ist, um seine Schmerzen zu beseitigen. „Wissen Sie, woher Ihre Schmerzen am Nacken kommen?"

Ist die Bindegewebsgrundsubstanz mit Ablagerungen von Säuren und Schlackenstoffen überfüllt, gelangt dieser Säurenüberschuss in die Organstrukturen. Als Folge zeigen sich dort Verspannungen, Verhärtungen, Gelosen, Weichteilrheuma und Zellulitis. Bänder, Gelenke, Sehnenkapseln verlieren ihre Funktionsfähigkeit und es treten als Folge Schmerzen auf. Bandscheibenschäden und Überlastungen des ZNS (Zentralnervensystem) treten auf.

Säureeinwirkungen auf das Gehirn führen zum erschwerten Denken, Vergeßlichkeit, Gereiztheit und depressiver Verstimmung.

Bestimmtes Gewebe, wie z. B. das Herz, braucht viel Sauerstoff. Wenn das Herz übersäuert ist, ist es ein gefährlicher Zustand. Die sauerstofftransportierenden Erythrozyten sind so elastisch, dass sie auch durch die kleinsten Blutgefäße hindurch fließen können. Im Säuremilleu aber werden die Gefäße so starr, das die sich nicht mehr verformen können und damit die Kapillaren verstopfen. Hier herrscht Sauerstoffmangel.

Sauerstoffmangel verursacht Milchsäurenbildungen. Diese Milchsäure gelangt in das Gewebe und bewirkt wiederum Übersäuerung und bringt das Fass zum Überlaufen.

„Lieber Herr D., schmeißen Sie Ihr Blut weg, wie sie ihren Hausmüll beseitigen". Dort sind ihre Körper-Umweltverschmutzungen drin. Durch falsche Ernährung, Medikamentenzufuhr und durch die Umwelt sind unser Organe, besonders die Darmschleime, belastet, dadurch bekommt man auch Allergie. Schauen Sie mal die Lebensmittelbecher wie von Joghurt oder Getränkepackungen an: darin sind Konservierungsmittel, Farbstoffe und verschiedene Säuerungsmittel usw. enthalten. Im Prinzip müßte bei Allergikern das Blut vollständig ausgetauscht werden, um eine Heilung zu erlangen. Da dies nicht möglich ist, sollten wir mindestens einmal im Jahr unsere „Körper-Umweltverschmutzung" reinigen, das heißt, in Form von Blutaderlaß oder Blutspende.

Mit der Akupunktur wird das Herz sediert (An-Xin), mit anderen Worten, das Shen wird geklärt. Mit Shiatsu/ Tuina/ Tsiab wird für Entspannung gesorgt. Durch Moxibustion und Schröpfköpfe wird die Durchblutung angeregt.

Am Ende der Therapie war die Blutsenkung von Hans-Jürgen D. normalisiert, die Gicht ist zurückgegangen. Er ist happy. Was uns noch Freude macht ist, dass der hohe Blutdruck von 130/90 bis sogar auf 130/60 zurückgegangen ist. Somit konnte Herr D. die Dosis der Betablocker halbieren.

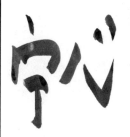

An-Xin

139

Zur Zeit therapiere ich seine Tochter, sie hat eine Allergie. Ihr sechs Monate altes Baby hat Neurodermitis. Sie kommen aus Frankfurt zur Therapie.

Wenn ich die Mutter therapiere, wird gleichzeitig die Dermitis des Kindes beeinflußt, da sie das Baby stillt.

YANG–SYMPTOME DES HERZENS BEI KINDERN

Auch bei Kindern kann man Symptome der Herz–Fülle beobachten: Die Kinder leiden unter Konzentrationsschwäche, sie haben keine Ausdauer und zeigen oft ein aggressives Verhalten.

Vierzehntes Fallbeispiel:

Markus B., 9 Jahre alt, 4. Klasse. Seine Mutter ist Verkäuferin, sein Vater ist als Hausmeister tätig.

Anamnese:

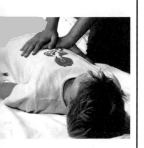

Die schulischen Leistungen von Markus sind schlecht. Im Unterricht konzentriert er sich nicht und kann mit seinen Aktivitäten nicht aufhören, obwohl die Lehrerin ihn dazu auffordert. Nach Aussage der Lehrerin ist der Junge ungeduldig und unkonzentriert, seine Hände und Beine sind ständig in Bewegung. Er ist hypermotorisch.

Die Ärzte diagnostizieren: Markus ist ein „hyperaktives Kind".(A D S: Aufmerksamkeits- Defizit- Syndrom)

Er soll Tabletten nehmen um sein Verhalten zu unterdrükken und um ihn ruhig zu stellen. Dafür war ich nicht. Das Wort „hyperaktives Kind" gefällt mir absolut nicht. Soll das eine Diagnose sein, nach der man dann bestimmte Medikamente verschrieben bekommt? Ich war darüber entsetzt. Der Junge kam in die Praxis, war lieb und nett, ich habe von Hyperaktivität nichts gespürt.

Bei Markus habe ich Shiatsu und Reiki ausgeübt, während die Mutter im Wartezimmer wartete.

Er war jedesmal sehr entspannt und ist dabei eingeschlafen. Seine Mutter und ich waren sehr begeistert. Da aber die Krankenkasse diese Behandlungskosten nicht übernimmt, konnte die Mutter das Kind nicht mehr zu mir bringen. Die Tabletten, die er nehmen sollte, kosteten die Krankenkasse weniger. Also sollte er die Tabletten nehmen und sich ruhig stellen. Bei Kindern sind Meditation und Autogenes Training nicht günstig. Auch die Akupunkturtherapie ist bis zum 12. Lebensjahr eher nicht anzuwenden oder aber sehr abzuwägen.

Es hat mit unserem Zeitalter zu tun. Diese neue Wortschöpfung „hyperaktives Kind" zeigt den Zustand der Le-

„Ritalin"

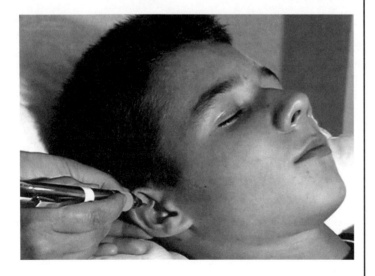

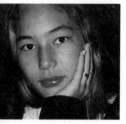

Meine Tochter heißt Su-San: das Gebirgswasser, das rein und kraftvoll ist.

benssituation des Kindes an, zeigt das Umfeld, in dem es lebt. Das Kind selbst ist unschuldig, das Umfeld müßte verändert werden. Was bringt es denn, wenn man ein Kind ruhig stellt? Das Kind ist Produkt der Gesellschaft. Kinder sind ja ständig in einem Lernprozeß, in einer Wandlung, in Entwicklungsphasen. Ihnen muß gezeigt werden, wie der richtige Weg wäre.

Wir müssen hier noch einmal die Natur betrachten, um zu erkennen, was richtig ist. Der Fluß, der Bach, das Gebirgswasser (Su-San) fließen von oben nach unten: die verkehrte Richtung ist in der Natur nicht möglich.

Wenn die **Flussrichtung**, also die **Einfluß**–Richtung bei den Menschen verkehrt ist, bringt das Disharmonie: Streiterei, Unzufriedenheit.

Die Eltern, Großeltern, ältere Menschen, Nachbarn, andere Familienmitglieder und Lehrer in der Schule sind die Träger des Einflusses auf die Kinder. Sie sind für diese Flussrichtung (wie ich es in Ihrer Sprache benenne) verantwortlich.

Sie geben die Liebe an die Kinder weiter, so lernen die Kinder zu lieben und ihre Eltern, Lehrer und ältere Menschen zu achten. Das ist das Gedankengut und die Lehre des Erbes unseren alten Kultur.

Sind Eltern gar nicht in der Lage, ihr Kind zu erziehen, da sie selbst gestresst sind und keine Zeit haben?

Die Kinder setzen sich vor den Fernseher oder sie sitzen vor einem Computerspiel. Sie können nicht lange Zeit mit einer Sache verbringen, sondern wechseln ständig ihre Beschäftigung. Ihr Kopf ist voll von Informationen. Wie können sie zuhören und sich konzentrieren?

Sie haben keine Lust zu lesen, und so entwickeln sie kaum kindliche Phantasie.

Ich habe entsetzt die Berichte aus Amerika gehört und gelesen, wie Kinder in der Schule gewalttätig waren. Ein paar Monate später passierte es auch in Deutschland, dass ein Schüler kaltblütig seine Lehrerin erstach.

Woher kommen diese Verhaltensweisen?

Hier müssen wir alle uns um Aufklärungsarbeit bemühen, um den Kindern eine Richtung zu geben. Zuerst im Elternhaus, um ihnen einen positiven Lebensweg zu zeigen. Wichtig ist, dass materielle Werte nicht alles sind, sondern dass die geistigen menschlichen Werte wichtiger sind. Auch um die humanistische Bildung sollten wir uns bemühen.

Wir sollten den Problemen der Kinder nicht aus dem Weg gehen, sondern uns mit ihnen auseinandersetzen um eine Lösung zu finden, auch wenn es uns schwerfällt.

Neulich hörte ich von einer Berliner Mutter, die mit Begeisterung davon erzählte, dass ihr 13- jähriger Junge sich völlig verändert hätte. Seitdem er eine Teakwon Do–Schule besucht, sagt er: danke, Mama, danke, Papa. Er grüßt jetzt auch die Nachbarn. Und er kann sich in der Schule besser konzentrieren.

Als Kind, als ich noch zur Schule ging, habe ich meinen Lehrer so sehr verehrt, dass ich dachte, er würde noch nicht einmal auf die Toilette gehen. Es gibt in Korea ein Sprichwort: „Man soll nicht auf den Schatten des Lehrers treten". Ich habe mir die Worte meiner Lehrer, meiner Eltern und der älteren Leute zu Herzen genommen und war ein braves, schüchternes und liebes Kind.

Nach der Schule habe ich mehrere Jahre lang Briefe an sie geschrieben.

Sie haben mir Disziplin, Höflichkeit und Wissen beigebracht. Natürlich auch die Flussrichtung. Ich freue mich

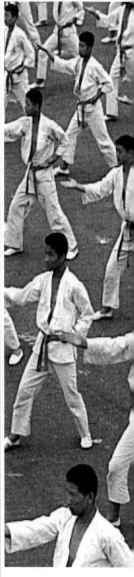

Taekwon-Do

143

darüber, dass ich in Europa die Ostasiatische Heilkunst weiter vermitteln und praktizieren kann.

Ich bemühe mich, wie meine alten Lehrer, mein Bestes an meine Schüler weiterzugeben.

Älter werden heißt auch, weise werden. Durch Erfahrungen im Leben und durch das Wissen, das man in den Jahren erlangt hat.

Deswegen sollten wir den Rat der älteren Menschen hören und sie achten. Schließlich treten wir in ihre Fußstapfen und hinterlassen alles für die nächste Generation.

Bei Kindern bis zum Alter von 12 Jahren mache ich ausnahmsweise Laserakupunktur und verwende viel Ohrakupunktur. Bei der Ohrakupunktur beobachte ich bei Kindern rasche Entspannungseffekte.

Ohrakupunktur Seminar

Ich zeige den Punkt „Das Tor der Seele" (Shen Men)

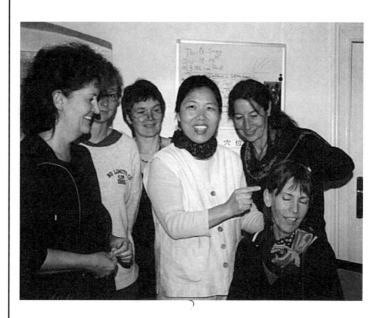

Fünfzehntes Fallbeispiel:

Antonius N., 34 Jahre alt, ledig. Architekturstudium.

Anamnese:
Antonius N. hat Ängste und Depressionen. Fünf Jahre lang
war er, mit Unterbrechungen, in psychologischer Behandlung. Vor kurzem hatte er einen Krankenhausaufenthalt.
Gegen seine Depressionen nimmt er 150 mg Anafranil
Tabletten am Tage. Seine Organe sind symptomfrei, ebenso Herz, Verdauungsorgane, Nieren und die Blase. Nur
die Leber ist etwas belastet, durch die Einnahme der Medikamente. Er hat eine Konzentrationsschwäche, wech-
selt ständig bei allen Dingen, die er tut. Das ist auch so
bei seiner Beschäftigung und bei seinem Wohnort.
Bei seiner Geburt hatte Antonius N. ein traumatisches
Erlebnis. Die Geburt war schwer, er wurde mit der Saug-
glocke geboren. Als er sieben Monate alt war, fiel er beim
Kinderarzt vom Behandlungstisch, erlitt einen Schädel-
bruch und mußte sechs Wochen im Krankenhaus verbringen, alleine, ohne seine Mutter.
Er hat eine Erinnerung an ein anderes Erlebnis, das er
mit vier Jahren hatte. Seine Eltern waren für eine halbe
Stunde zum Biertrinken gegangen. Während dieser Zeit
erwachte er aus dem Schlaf und fühlte sich verlassen, lief
aus der Wohnung hinaus auf die Straße, um seine Eltern
zu suchen. Die Nachbarn haben ihn dann gefunden und
sich um ihn gekümmert.
Seine Angst, allein zu sein, war immer groß. Er kann auch
heute nicht allein sein, ihm kommen dann Gedanken, dass
er sinnlos lebt, keine Arbeit hat, dass er nichts richtiges
tun kann. Diese Gedanken kehren ständig wieder und stei-

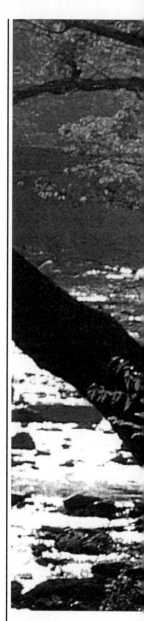

145

gern sich dahin, dass er glaubt, er findet keinen Platz im Leben. Von diesen Gedanken kommt er nicht mehr los. Er ist Suizid–gefährdet. Er mag seinen großen Körper nicht, meint, seine Nase wäre zu groß.

Sein Vater ist auch Architekt und dabei erfolgreich, aber von seinem Sohn will er nichts wissen. Antonius N. hat keinen Kontakt zu seinem Vater. Zu seinem Stiefvater hatte er immer eine schlechte Beziehung. Den Kontakt zu ihm hat er abgebrochen.

Zu seiner Mutter ist er wütend und aggressiv, auf der anderen Seite braucht er sie sehr.

Die Diagnose der Psychiater lautet ADD, in Englisch Attention Deficit Syndrom. Auf Deutsch sagt man: ADS – Aufmerksamkeits–Defizit– Syndrom.

Er steht am Tage nicht mehr aus dem Bett auf und schläft weit in den Tag hinein. Bevor er zu mir kam, hatte er zwei Tage lang geschlafen.

Procedere:

Antonius N. ist in einer Yang–Fülle des Herzens.

Sein Kopf, das Gehirn ist voll, arbeitet ständig, dreht sich ununterbrochen weiter, wie ein Uhrwerk. Unaufhörlich ist er im Zwang, vor der Wirklichkeit zu fliehen und auch von sich selbst wegzukommen. Das Shen im Herzen gerät durcheinander. Wenn er alleine ist und dabei sich selbst spürt, bekommt er Panik und Ängste.

Er hatte Beziehungen und war einmal sehr verliebt, aber die Frauen verließen ihn. Er hatte Angst, sie zu verlieren und klammerte sich an ihnen fest. Sie fühlten sich eingeengt von ihm und gingen weg, wegen seiner Ängste und seiner Abhängigkeit.

Er verträgt keine Dauerbelastung. Auch mit Freunden hält er es nicht lange durch. Er hat eine Konzentrationsschwä-

che und kann dadurch nicht arbeiten, seinen Architekten–
Beruf hat er noch nicht ausüben können.

Er hat kein Selbstwertgefühl. Sein Vater verweigert sich
ihm, zur Mutter wiederum hat er ein symbiotisches Verhältnis.

Er erzählt mir alles offen, aber sehr hastig und ein wenig
stotternd. Dabei lacht er ab und zu, als ob das Ganze nicht
ernst wäre.

Trotzdem zeigt er sich sehr willensstark, seine Probleme
zu lösen. Ich sage ihm, dass er gut aussieht, dass er bestimmt wieder eine Freundin kennenlernen wird, dass er
einen interessanten Beruf studiert hat und dass ich es sehr
schade finde, dass er ihn nicht ausüben kann.

Er hat fünf Jahre Gesprächstherapie bekommen, ohne
Erfolg. Auch bei einer Selbsthilfegruppe war er.

Als ersten Schritt muß er lernen, sich selbst zu akzeptieren, so wie er ist, und nicht mehr vor sich flüchten zu wollen. Auch das Loslassen muß er lernen. Dafür zeige ich
ihm, wie wichtig es ist, auf seine Atmung zu achten. Er
versucht, ruhig zu atmen und beobachtet dabei, wie seine
Atmung ein und aus geht. Ich bitte ihn, sich auf seine Atem-
züge zu konzentrieren, er soll bitte zählen: beim Einat-
men, eins, zwei, drei, vier, fünf, sechs, sieben. Und beim
Ausatmen, eins, zwei, drei, vier, fünf, sechs, sieben und
von vorne anfangen und wieder zählen.

Da er Klavier spielt, soll er nun dabei singen.

Seiner Mutter und ich haben ihm vorgeschlagen, dass er
sich zeitweise eine andere Arbeit sucht: Da er noch nicht
belastbar ist, könnte er vielleicht eine Gärtnerarbeit machen. Mein Vorschlag ist, dass er sich mit einem leichten
Job wie Blumen pflanzen beschäftigen sollte und dabei
lernt, sich an der Natur zu erfreuen. In der Nähe seiner
Wohnung gibt es einen Botanischen Garten.

Er lehnt meinen Vorschlag ab, er kann die schönen Dinge nicht wahrnehmen, wenn er allein ist und einsam. Er würde lieber unter vielen Menschen arbeiten, als Bierzapfer in einem Lokal. So fand seine Mutter eine Stelle in einem Irish Pub für ihn. Diese Arbeit beginnt er, eine Woche später hört er wieder damit auf.

Vor der Akupunktur beginne ich mit Shiatsu/ Tuina/ Tsiab, auch mit einer Fußreflexzonen–Massage. Zuerst am Leber–Meridian, wo seine Wut und seine Vorwürfe an die Mutter ausgerichtet sind. Hier finde ich das Gewebe und die Muskulatur im Jitsu–Zustand, also in einer völlig angespannten Situation.

Jitsu- Zustand

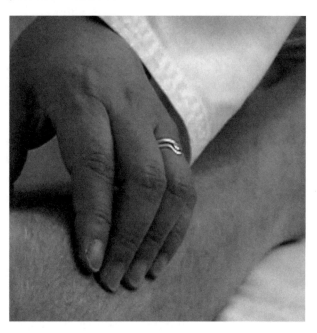

Während der Therapie sagt er, dass er so wütend auf seine Mutter sei. Es sei ihre Schuld, dass er so ist; sie sei auch schuldig am Verlauf seiner Geburt.

Einmal hat er bereits die Wohnung seiner Mutter zertrümmert. In dieser Zeit damals hatte er auch das Gefühl, er müßte alle Autos kaputt fahren. Ein Autofahrer beobachtete ihn und rief die Polizei an.

Nach meiner Behandlung ging Antonius N. hinaus in die Natur, rannte über ein Feld und weinte dabei. Vorher hatte er nicht weinen können. „Das ist gut", sage ich zu ihm, als er mir bei unserem nächsten Termin davon erzählt, „es kommt langsam etwas aus dir heraus."

Jetzt, einige Wochen später, schlage ich ihm vor, zum Tanzen zu gehen. Und zwar in einen besonderen Ort, eine etwas andere Diskothek in Berlin, in der meditative Musik gespielt wird. Dort soll Antonius so lange tanzen, bis er mit der Musik verschmilzt und in Trance fällt.

Dieser Fall liegt mir sehr am Herzen. Es ist zugleich auch ein schwieriger Fall, eine Herausforderung für mich, ihn umzustimmen, was Psychiater und Psychologen bei ihm bis jetzt nicht in den Griff bekommen haben. Antonius N. ist 35 Jahre alt, im besten Alter, in dem die menschlichen Fähigkeiten entfaltet werden könnten. Er aber sitzt zu Hause, grübelt, hat Angst und Depressionen. Es ist einfach traurig! Wie kann man sein Gehirn beeinflussen, damit sich das ändert ?

Wichtige Akupunkturpunkte liegen am Rücken, am Kopf, am Fuß und am Fußrücken. Sein Fuß ist wie ein Boot, lang und groß.

Ist das Herz in Fülle, werden die Patienten unruhig, aggressiv. Sie leiden an Schlafstörungen.

Ängste, Wut und Stagnation zerstreuende Akupunkturpunkte werden gewählt. Auch das Yang–Feuer beseitigende Punkte im Herz–Meridian, Leber–Meridian und Milz-Pankreas Meridian werden nach den Fünf Wandlungsphasen(Wu–Xing) bearbeitet.

Außerdem werden auf dem Rücken die „ Dorsalen Reflexpunkte" geschröpft.

Ich übe mit ihm bereits zwei Monate lang im Park, der gegenüber meiner Praxis liegt, Qi Gong und Tai Chi.

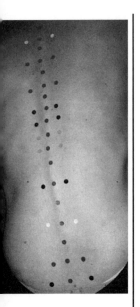

Dorsale Reflexpunkte

FUNKTIONSKREIS DER LEBER (LE)

Leber (Gan)

Das chinesische Schriftzeichen bedeutet das Schild, also Schutzorgan

Element: Holz

Farbe: Grün

Jahreszeiten: Frühling

Himmelsrichtung: Osten

Planet: Jupiter

Geschmack: sauer

Emotionen: Wut, Zorn, Aggressivität

Tugend: Liebe

Partnerorgan: Gallenblase

Minimumzeit: 13–15 Uhr

Maximumzeit: 1–3 Uhr

Die Leber reguliert und speichert das Blut. Sie ernährt das Sehnengewebe. Die Leber kontrolliert den Fluß des Blutes, seine Gerinnung, seine Viskosität.

DISHARMONIE DER LEBER

Gan

Die Stagnation des Leber–Qi und des Blutes–Xue führen zu Durchfall, Dysmenorrhoe (Menstruationsstörungen), Bildungen von Gewebsverhärtungen und Knoten.

Die Emotionen der Leber und der Gallenblase sind Wut, Zorn und Ärger. Unterdrückt man diese negativen Emotionen, wird das Qi in Stagnation gebracht, man kann oftmals depressiv werden, oder im gegenteiligen Fall, wird man mit dem Zorn explosiv, aggressiv und rachesüchtig. Wenn einer sich ärgert, sagt der Volksmund in Deutschland: „Es kommt mir die Galle hoch".

Dieses schadet der Leber und bringt das Qi nach oben. In der chinesischen Medizin sagen wir dazu: Das Leber–Yang steigt nach oben. Erscheinungsbilder davon sind cholerisches Verhalten, Kopfschmerzen, Migräne, Tinnitus (Ohrensausen und Ohrenklingen), Trigeminusneuralgie und Apoplexie.

Durch die Leber bedingter Qi–Mangel und Blutmangel führen zu unscharfem Sehen oder auch zu Taubheitsgefühlen im Bewegungsapparat.

Der reibungslose Einfluß von Qi aktiviert das Herz, die Nieren, den Milz–Pankreas, sowie Geist und Seele. Durch Leber– Störungen kommen Geistesstörungen und Gemütsstörungen. Aggressionen, Depressionen, Paranoia, Weinkrämpfe, Tremor, Ticks, Zähneknirschen, Schlaflosigkeit oder Träume. Möglich ist auch, dass sich Epilepsie, Morbus Parkinson, Multiple Sklerose, Apoplexie oder Lähmungen der Extremitäten entwickeln.

Diese zuletzt aufgeführten Krankheitsbilder nennen wir in der Traditionellen Chinesischen Medizin „innere Windkrankheiten". Bei einem apoplektischen Insult (dem soge-

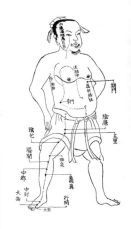

nannten Schlaganfall) sagen wir: Jemand ist vom Wind getroffen, „Zhong Feng". Wind hat das Merkmal, ständig in Bewegung zu sein, ständig den Standort zu ändern. Deshalb kommt es zu einem „wandernden Schmerz". Das heißt, der Schmerz ist heute hier und am nächsten Tag befindet er sich in unserem Körper an einem völlig anderen Ort.

Die Leberfunktion ist abhängig von Magen, Milz–Pankreas, Gallenblasenfunktion – das sind die mittleren Erwärmer, die für das Verdauungssystem zuständig sind.

Das Huang Ti Nei Jing, „Des Gelben Kaisers Klassiker der Inneren Medizin" sagt: „Die Leber öffnet sich in die Augen". Vor 2000 Jahren erkannten die Gelehrten die Gelbfärbung der Sklera, oder die Gelbsucht bei Hepatitis, und ordneten sie der Leberfunktion zu.

Bei gestörtem Leber–Qi und Blut kommt es zu Nachtblindheit, trockenem Auge, zu unscharfem Sehen, Conjunktivität (Bindehautentzündungen), Katarakt (dem Grauen Star).

Mangel an Flüssigkeiten in den Augen kann zur Erhöhung des Augendrucks führen und damit zur Gefahr des Grünen Star (Glaucom) werden.

YIN – SYMPTOME DER LEBER

Herz und Milz–Pankreas beeinflussen Leber–Qi–Störungen. Die Folge davon sind Depressionen, Störungen der Wahrnehmung, Geistesstörungen. Ist die Leber zu schwach, kann sie nicht das Herz ernähren, das Herz wiederum nährt nicht ausreichend das Erd-Element Milz–Pankreas. Ein unausgelebtes unterdrücktes Emotionsleben führt zu introvertiertem und pessimistischem Verhalten, zu Melancholie, Lustlosigkeit, Depressionen, Apathie, zu Appetitlosigkeit bis hin zur Bulemie. Diese Situation führt auch zu Schlafstörungen oder zu Angst. Die meiste Patienten sind sehr weinerlich.

Sechzehntes Fallbeispiel:

Frau Regina G., 75 Jahre alt, 30 Jahre verheiratet, keine Kinder, keine weiteren Verwandten.

Anamnese:
Frau G. leidet an Depressionen und Schlafstörungen. Zur Zeit hat sie Rückenschmerzen. Seit 10 Jahren nimmt sie täglich eine Limbatril–Tablette, gegen ihre Depressionen. Die Tabletten werden jedes Jahr teurer und die Kasse zahlt dafür nicht.

Sie erzählt, ihr Mann hätte sie aus praktischen Nutzengründen geheiratet. Nachdem sie mit ihm verheiratet war, mußte sie in seinem Geschäft arbeiten, ohne Lohn und ohne Taschengeld.

Sie ist seine dritte Ehefrau. Heute denkt sie, sie hat einen falschen, verlogenen Mann geheiratet. Sie zeigt mir zwei Scheidungsurkunden von ihm, auf denen nachzulesen ist, dass die Scheidungen damals aufgrund der Schuld ihres Mannes ausgesprochen worden waren.

Ihr Verhältnis ist heute so: Nicht einmal einen Blumenstrauß schenkte er ihr zu ihrem 75. Geburtstag. Sie leben und schlafen getrennt in verschiedenen Zimmern in einer Wohnung. Sie kaufen getrennt ein, kochen getrennt, aber sie essen gemeinsam an einem Tisch. Sie haben keinen körperlichen Kontakt miteinander.

Ihr Mann sei kalt und gefühllos, so sagt sie. Daher hat sie einen Hund für sich angeschafft, um ihm ihre Liebe und Zuneigung zu geben und Liebe und Zuneigung von ihm bekommen zu können. Der Hund ist inzwischen 15 Jahre alt und hat nun Asthma. Der Hund ist der einzige Trost für sie. Frau G. sagt zu mir, sie wäre erst dann glücklich, wenn ihr Mann stirbt. Ihr Mann ist jetzt 82 Jahre alt und krank, daher könnte sie ihn jetzt nicht verlassen. Sie müßte ihn pflegen und die Wohnung in Ordnung halten. Außerdem haben sie die Wohnung gemeinsam mit einem Darlehen gekauft. Gemeinsam müssen sie nun auch noch das Darlehen abzahlen. Aber sie ist trotzig und kämpferisch gegenüber ihrem Mann.

Frau G. erzählt wie ein Wasserfall, ununterbrochen. Sie möchte mir etwas mitteilen, etwas loswerden. Ich höre zu und sage manchmal „Ja". Wenn sie gerne und viel erzählt, macht sie keinen depressiven Eindruck. Sie ist zierlich und klein. Ihr Gesicht ist faltenlos fein, wie das eines kleinen Mädchens. Sie kann lustig und sehr lebensfroh sein, so ist mein Eindruck. Das ist aber verhindert durch ihr Leben mit ihrem Mann. Sie leidet und unterdrückt ihre Gefühle.

Procedere:
Das Holzelement erliegt unter ihrer Wut und ihrem Zorn, unter ihren Enttäuschungen. In der Leber staut sich das Qi. Dies bringt das Feuerelement Herz in Traurigkeit. Hier überfallen sie Depression, Lustlosigkeit und Ohnmachtsgefühle der Sinnlosigkeit. Solange sie kein neues Leben anfängt, wird sie nichts ändern können. Mit 75 Jahren sieht sie keine Möglichkeit sich von ihrem Mann zu trennen und anders zu leben, ein neues Leben anzufangen. Nur sie selbst zu sein wäre jetzt für sie wichtig.

Frau G. braucht Zärtlichkeit und Zuneigung, die sie aber von ihrem Man nicht bekommt. Säuglinge im Brutkasten sterben ohne körperliche Berührung.
Die Wirbelsäule von Frau G. schmerzt. Ich behandele diese Schmerzen mit Shiatsu und Moxibustion und mit Akupunktur. Ich streichele ihren Rücken (An-Ma) und gebe ihr meistens Shiatsu/Tuina/ Tsiab Massage. Das gefällt ihr sehr. Wir gehen humorvoll miteinander um und versuchen, Späße zu machen, um ihre verletzte Leber zu besänftigen und das Herz zum Lachen zu bringen.

YANG — SYMPTOME DER LEBER

Bei einer Leber–Yang–Fülle kommt es zu Migräne, Kopfschmerzen, Neuralgien Trigeminusneuralgie, Fazialisparese und Geistesstörung. Es kommt auch zu Alpträumen, Schlafstörungen, zu einer Neigung zu Gedächtnisschwund (Alzheimer), zum Gedächtnisverlust. Möglich ist auch das Auftreten von Epilepsie, Muskelkrämpfen, Morbus Parkinson, Tetanus, Tremor, Bluthochdruck oder Apoplexie. Dies alles sind, wie ich schon oben beschrieben habe, in der Sicht der Traditionellen Chinesischen Medizin innere Windkrankheiten.
Außer diesen gehören auch die halbseitigen Lähmungen zu den Leber–Yang–Symptomen. Die Zunge zeigt einen roten Belag an den Rändern. Der Puls ist gespannt, voll und hart. Der Urin ist dunkel. Der Patient zeigt eine Neigung zur Obstipation oder zu einem schafkotartigen Stuhlgang.

Siebzehntes Fallbeispiel:

Eva L., 46 Jahre alt, Büroangestellte. Sie hat einen acht-
jährigen Sohn und eine zwölfjährige Tochter.

Anamnese

Eva L. hat seit zwei Jahren jede Woche einen Migräne–
Anfall. Dies ist so, seit ihr in einer Totaloperation die Gebärmutter entfernt wurde. Seitdem bekommt sie von ihrem Frauenarzt Hormone. Sie leidet unter starker Übelkeit und Erbrechen, kann nicht ins Licht sehen. Auch den
Wind kann sie gar nicht leiden, so dass sie mit einem Kopf-
tuch die Ohren und den Kopf zudecken muß. Manchmal
dauert der Anfall drei Tage lang. Sie liegt im verdunkelten
Zimmer, erbricht grüne Gallensäfte. Sie klagt über einen
heißen Kopf und hat einen hohen Blutdruck. Sie nimmt
Mittel gegen Bluthochdruck (Doxazoxin) und verschiedene Migränemittel (Imigran, Paracetamol, Aspirin,
Ibuprofen), um überhaupt arbeiten zu können.
Sie hat angeborene Zysten an Leber und Niere. Die Zyste
an der Niere wächst zur Zeit weiter und es vergrößert sich
auch die Leber (Ergebnis einer Ultraschalluntersuchung).
Ihre Schilddrüse ist in Unterfunktion, dafür nimmt sie L-
Tyloxin–Tabletten. Ihre Zunge ist trocken und etwas gerissen, der Urin ist gelblich. Ihr Puls ist sehr langsam.

Procedere:

Migräne ist ein typisches Yang–Symptom des Leber–
Funktionskreises.
Eva nimmt zu viele Tabletten. Sie nimmt Tabletten gegen
ihre Migräne, es ist einfach, zu schlucken. Vor allem denkt
sie, die Tabletten würden ihr helfen. Sie hat selber ge-

merkt, dass auf die Dauer die Tabletten keine Wirkungen mehr zeigen. Sie muß immer mehr davon nehmen. Jetzt ist sie mit ihrem Latein am Ende und kommt zu mir.

Einige dieser Migräne–Mittel bewirken auch Bluthochdruck. Dieser Hochdruck wiederum verursacht Symptome wie Kopfdruck, Ohrendruck und dann Kopfschmerzen und ständige Benommenheit. Besonders in der Arbeit in Europa ist mir aufgefallen, dass Migräne viel häufiger auftritt als in asiatischen Ländern. Als ein chinesisch–koreanischer Gastdozent in meiner Praxis beschäftigt war, haben wir uns auch mit dem Migräne–Thema befaßt. Wir sind beide der Meinung, dass die Ursache der Migräne dieser Patienten zu über sechzig Prozent seelisch bedingt ist. Viele leben isoliert und sind einsame Individualisten. Wir stellten fest, dass die meisten Menschen ein gestörtes Verhältnis zu ihrem Elternhaus oder ihren Kindern haben. Eine Veränderung der Gesellschaft wäre erstrebenswert.

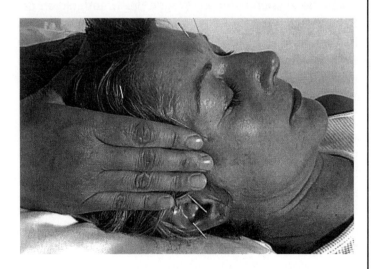

Durch meine langjährigen Erfahrungen (inzwischen arbeite ich 29 Jahre in der Medizin) habe ich sehen können, dass die seelische Situation als Ursache von Krankheiten immer mehr Platz einnimmt. Wut, Aggressionen/Depressionen, Neid, Eifersucht, Enttäuschung, Rache, Vergeltungsschläge – das sind negative Emotionen und Eigenschaften der Menschen. Die Organe Leber und Galle werden in Belastungszustände gebracht: solch cholerisches, hysterisches Verhalten schadet dem Herz–Shen und bringt ihm Yang–Fülle–Symptome.

Bei Eva habe ich mich nach der Anamnese für eine Akupunktur–Therapie von 15 Sitzungen entschieden. Mein Ziel ist es, langsam die Medikamente abzusetzen. Durch ihre angeborenen Fehler ist die Leber anfällig für Infektionen, dadurch ist der Leber–Stoffwechsel belastet. Hier ist durch eine Kur zu entgiften.

Die Ernährung ist umzustellen, statt Hormontabletten sollte sie besser Sojaprodukte wie Sprossen, Sojapaste und Sojasoße zu sich nehmen. Wegen der Unterfunktion der Schilddrüse sind blaue und grüne Algen zu essen. Ein Rezept gebe ich ihr dafür.

Entspannung ist durch Akupunktur, Ohrakupunktur, Bauchatmung und Qi Gong zu erreichen.

Achtzehntes Fallbeispiel: Geistesstörung

Geistesstörung ist als Funktionsstörung der Leber zu sehen, ein Zeichen des Verwirrtheit des Shen. Hier möchte ich Ihnen von einer Heilungsmethode der Naturvölkern, der Schamanen erzählen, die ich als Kind selbst erlebt habe.

Meine Kindheit habe ich in einem Dorf verbracht, das, von alten Kiefern und Laubbäumen umgeben, zwischen hohen Bergen und Seen, Flüssen und Tälern lag. Es hieß „das Dorf der Kiefern und alten Bäume", Song Jeung–Li. Wegen der vielen Flüsse ringsum gab es viele Mücken. Dort wurde ich schon als Kind gegen die Stiche allergisch und litt darunter sehr. In diesen Flüssen haben wir Kinder gebadet. Unter den Steinen im Fluß lebten damals noch viele Flußkrebse. Wir wateten durch das Wasser und drehten die Steine um, und wenn wir dabei einen Krebs fanden, legten wir ihn in unsere Schuhe, damit er uns nicht wieder entwischen konnte und freuten uns höllisch darüber.

Rings um das Dorf waren viele Reisfelder, die ständig bewässert wurden. Dort gab es viele Frösche und Wasserschlangen. Die Frösche sammelte ich gemeinsam mit meinem Bruder. Es war Sommer, wir gingen barfuß und manchmal traten wir auf eine der Schlangen, die eingerollt mitten im Reisfeld lagen. Wir rannten mit unseren Fröschen nach Hause und fütterten damit unsere Hühner.

Mit bloßen Händen fingen wir die Zikaden aus den Bäumen um sie anzuschauen und herauszufinden, warum sie so laut zirpen können.

Wenn im Sommer der Monsunregen kam, konnten wir die Flüsse nicht überqueren. So versäumten wir die Schule. Ich ging sehr gerne zur Schule, aber der Schulweg war weit. Es gab kein Verkehrsmittel, so mußten wir Kinder die vier Kilometer bis zur Schule zu Fuß gehen.

Im Dorf gab es mehrere Hunde. Sie alle wurden draußen gehalten, niemals durften sie in die Wohnung kommen. Wir mußten auch jedesmal unsere Schuhe ausziehen, um in die Wohnung einzutreten. Ganz anders als die Europäer, die ihre Hunde in der Wohnung oder im Haus halten, da sie für manchen hier auch ein Kinder–Ersatz sind.

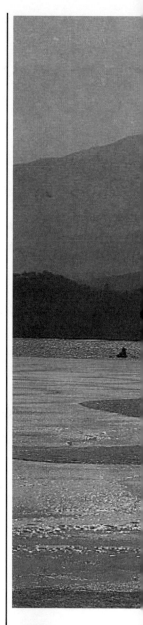

159

Damals im Dorf lebten die Kinder mit der Natur verbunden. Unsere Spielzeuge waren die Tiere, die mit uns im Dorf lebten oder die ringsum in der Natur zu finden waren. Puppen oder andere Spielsachen kannten wir nicht. Wir ließen uns von der Natur anregen, bastelten uns zusammen, was wir draußen fanden, spielten mit Erde und Steinen.

Das einzige, wovor ich als Kind Angst hatte, waren die Geister der verstorbenen Dorfbewohner. Sie kamen regelmäßig das Dorf besuchen, um die Menschen im Dorf zu beglücken oder zu bestrafen. Die Geister kommen in der Dunkelheit oder in der Einsamkeit hinunter auf die Erde, hieß es bei uns im Dorf.

Ich hatte immer schon sehr große Angst, dass sie mich besuchen würden. Nun war es in der sechsten Klasse so, dass wir Unterricht bis um 20 Uhr erhielten, um die Prüfungen für die Aufnahme in die Oberschule vorzubereiten. So brach schon die Dämmerung herein, als ich mich voller Angst auf den Weg nach Hause machte. Dieser Weg war vier Kilometer lang, und er bestand nur aus Hügeln. Hügel, auf denen Kiefern wuchsen oder Hügel, unter denen Reisfelder lagen. Die meisten der Ahnen waren in diesen Bergen begraben, auf der rechten Seite des Schulweges, hoch auf den Abhängen.

Da dieser Weg der einzige war, der zu unserem Dorf führte, hatte ich keine andere Wahl. Ich mußte auf diesem Weg nach Hause gehen. Langsam verging das letzte Licht der Dämmerung, die Dunkelheit kam. Ich ging vorwärts. In der Klasse war ich das einzige Mädchen aus unserem Dorf, das später die Oberschule besuchen durfte. Die meisten meiner Freundinnen würden als Haushälterinnen zu reichen Familien gehen. So ging ich alleine, nur zwei Jungen aus meinem Dorf gingen irgendwo dort im Dunkeln vor mir her. Aber natürlich liefen wir nicht zusammen, denn in der Schule durften wir nicht mit den Jungen zusammensitzen, unsere Sitzplätze waren getrennt. Außerdem war ich so schüchtern, dass ich keinen Ton von mir gab.

So schlich ich ängstlich hinter den beiden Jungen her. Ich versuchte, sie in der Dunkelheit zu erkennen, sie nicht aus den Augen zu verlieren. Irgendwann sah ich sie nicht mehr, sie waren einfach verschwunden. Statt dessen kam eine große schwarze Gestalt aus der Dunkelheit auf mich zu. Sofort war ich völlig in Schweiß gebadet. Ich wollte schreien, aber kein Ton kam aus meiner Kehle heraus. Was weiter geschah, wußte ich später nicht mehr. Ich erwachte erst wieder zu Hause, bei meinen Eltern. Der Vater meiner Freundin, der als Kontrolleur der Bewässerungsanlage für die Reisfelder noch bis spät in die Nacht unterwegs war, hatte mich unterhalb der Gräber in den Bergen gefunden und mich nach Hause gebracht.

Glücklicherweise wurde ich nicht krank, sondern konnte am nächsten Tag wieder in die Schule gehen. Aber wäre ich krank geworden, wäre eine Schamanin aus dem Dorf gekommen, um für mich eine Zeremonie zu machen.

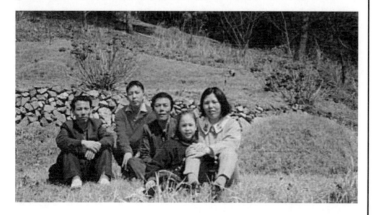

Am Grab unserer Mutter und Großmutter

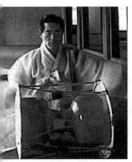

Tsang-Go

schamanistische Rituale

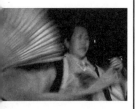

„Man-Shin"

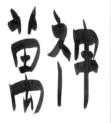

Nach diesem Erlebnis mußte meine Mutter mich ein ganzes Jahr lang abends von der Schule abholen.

Zum Glück war die Oberschule, die ich nach diesem Jahr besuchte, in der Stadt Puyou, der alten Hauptstadt eines der drei Königreiche. Diese Stadt war modern und immer hell durch die vielen Straßenlaternen, die nachts die Straßen erleuchteten. Dort konnten die Geister der Ahnen mir nicht erscheinen.

Unser Dorf lag an einem Hang der Berge. Wie das wichtigste Thema des Feng Shui es beschreibt, waren alle Häuser des Dorfes nach Süden gerichtet.

Auch die Klans Parks, die Begräbnisplätze, waren hoch über dem Dorf liegend und genau nach Süden gerichtet. Von dort oben aus schauten die Ahnen auf die Nachkömmlinge, um zu sehen, wie sie leben. Sie segneten und bestraften sie. Wenn die Dorfbewohner krank wurden, holte man Hilfe bei den Schamanen.

Ein Mann in unserem Dorf wurde „von seinem Geist verlassen", so hieß es. Er war 50 Jahre alt. Er aß nicht mehr, schlief nicht mehr und sprach mit niemandem. Den ganzen Tag stand er am Zaun seines Hauses und warf Steine auf seine Hausmauer. Wäre man dort vorbeigegangen, so wäre man von ihm gesteinigt worden.

Keiner wußte, warum er sich so verhielt. Seine Familie war ratlos. Am Ende dachten sie, er sei von den bösen Geistern der Ahnen besessen und deshalb holten sie die Schamanin, die schamanische Priesterin (Man–Shin) des Dorfes. Diese sollte durch eine Zeremonie die Ahnen befragen, warum er krank geworden war und was für einen Rat sie geben würden.

Die Zeremonie begann mit lauten Trommelschlägen. Als ich von weitem die Trommel hörte, spürte ich in meinem Bauch etwas Seltsames, das mich magisch dorthin zog.

Ich begann zu laufen, rannte durch das Dorf und trat leise durch die Tür in den Hof des Hauses des Mannes. Mein Herz klopfte vor Angst.

Es war dunkel. Nur in der Herdstelle brannte ein kleines Feuer. An den Wänden hingen brennende Öllampen. Der Kranke saß im Schneidersitz auf einem Kissen auf dem Boden in der Mitte des Raumes, auf einem Lager aus Strohmatten und Decken. Um ihn herum standen seine Angehörigen und hielten Zweige des Bambusstrauches in ihren Händen. Sie wedelten damit durch die Luft, die Blätter des Bambus zitterten. Das hörte sich an, als würde der Wind durch das Zimmer wehen. An der Seite des kranken Mannes lief die Man–Shin, die schamanische Priesterin, hin und her. Sie war bunt gekleidet und trug einen schwarzen Hut. Auf dem Boden unter ihren nackten Füßen lagen Messer. Sie trommelte und tanzte dazu auf diesen Messern. Als ich in den Hof trat und mich schüchtern und ängstlich hinter den Rücken der Erwachsenen versteckte, hatte sie bereits so lange auf den Messern getanzt und getrommelt, dass sie in Trance gefallen war. In diesem Zustand hatte sie spirituellen Kontakt mit den Verstorbenen, den Naerimgutt, aufgenommen. Nun sprach sie mit deren Worten die Antworten auf die Fragen der Familie. Dabei spuckte sie die Worte der Verstorbenen, mit der selben Stimme, mit der die Verstorbenen früher gesprochen hatten. Es war eine männliche Stimme, die wir hörten, die Stimme des Vaters des Kranken. Ich war sehr erschreckt darüber. Danach beugte sich die Man–Shin über den Kranken und versuchte mit Beschwörungen, böse Geister und negative Energien aus seinem Körper auszutreiben. Dann war die Zeremonie zu Ende. Der Kranke schlug seine Augen auf. Die Schamanin gab ihre letzten Anweisungen. Sie war nun erschöpft und hungrig.

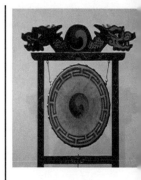

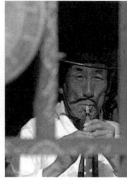

Die traditionelle Trommel und Flöte

163

Es wurde ein Tisch für sie und für die Mannschaft, die Trommler, Flötenspieler und Gehilfen gedeckt.

Nach dem Wunsch der Schamanin sollte der Kranke nach dem Ritual ein Opfer für seine Ahnen bringen, um seine Fehler wiedergutzumachen und für ihre Hilfe zu danken. Wenn ich mich richtig erinnere, war es ein Schweinekopf oder sogar ein ganzes Schwein, das die Familie des Kranken als Opfergabe brachte.

Bei uns im fernen Osten, in Korea, in China und Japan ist der Ahnenkult ein wichtiges Element der Religion. Der Volksglaube war stark ausgeprägt, er verlangte, dass man die Vorfahren noch lange Jahre nach ihrem Tod verehren sollte.

Der Ahnendienst beginnt mit einer dreitägigen Zeremonie zu Ehren des Verstorbenen. Dabei werden festliche Tafeln mit Opfergaben errichtet und Andenkentafeln auf viele Fahnen geschrieben. Diese flattern neben den Gräbern im Wind. Bei uns sagte man dann: der Wind bringt in der Natur die Botschaften, oder: mit dem Wind kommt der Geist. In den Tempeln hängen viele kleine Glocken. Auch diese rufen durch den Wind die Geister.

Unsere Nachbarn brachten an jedem Todestag ihres Vaters Essen und Getränke zu seiner Ahnentafel. Wenn ich den Trauergesang von den Nachbarn hörte, wußte ich, dass es wieder soweit war. Ich bekam Angst und war doch gleichzeitig voller Neugier. Schließlich wagte ich es doch, hinüber zu gehen und die Nachbarn danach zu fragen. Sie sagten mir, der verstorbene Vater käme zur Ahnentafel, um dort zu essen und zu trinken. Das hätten sie am nächsten Morgen sehen können, denn die Schalen mit Reisschnaps wären dann leer. Ich habe das für Wirklichkeit gehalten und als 12 jähriges Mädchen alles geglaubt. Bei den Gebräuchen des Totenkultes im Konfuzianismus erinnert man sich drei Jahre lang an den Todestag und opfert für den Verstorbenen. Um als Sohn dem Toten eine besondere Pietät zu erweisen, schnitt man sich drei Jahre lang weder die Haare noch den Bart. Ich sah wirklich, dass manche Söhne sich drei Jahre lang oftmals in der Nähe der Gräber aufhielten, ohne sich die Haare abzuschneiden, einfach, weil sie dazu verpflichtet waren oder weil sie sich schuldig fühlten, die Verstorbenen so zu ehren. Sie gingen natürlich ihrer Arbeit als Bauer oder Jäger im Reisfeld und in den Bergen nach.

Wenn es vorkam, dass vielleicht das Grab der Ahnen nicht nach den Regeln des Feng Shui angelegt wurde, mußte der Ort gewechselt werden. Lag es zum Beispiel in einer feuchten Gegend, sah man dort wildes Schilf wachsen oder ungewollte wilde Pflanzen und Bäume sich vermehren, dann mußte der Ahne umgebettet und in einer trockenen Gegend beigesetzt werden.

Dieser Ahnenkult beruht auf dem philosophischen Gedankengut des Konfuzianismus. Dieser wiederum auf dem Einfluß des Taoismus. Wie ich Ihnen schon in den ersten Kapiteln erzählt habe, entsteht der Mikrokosmos, der Mensch, durch das Zusammenwirken des Makrokosmos, Himmel und Erde. Der Himmel verleiht dem Menschen den Geist, die Erde verleiht ihm den Leib. Das Wort „Mutter Erde" ist der Ausdruck dafür.

„Mutter Erde"

Der Himmel, das Universum gibt dem Menschen das Shen, das wir Seele nennen. Dass dies nicht ausschließlich der Geist ist, habe ich Ihnen bereits am Anfang des Buches erzählt. Er gibt außerdem auch einen materiellen, dämonischen, erdgebundenen Teil, kuei.

Diese beiden trennen sich nach dem Tod. Die Seele bleibt nach der Trennung vom Leib lange im Universum. Ihre Geisteskraft erweist sie in den Nachfahren. Diese Seelen

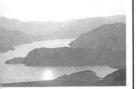

leben in den Bergen, Wäldern, Strömen und Seen. Wir ehren sie, damit wir weiterhin im Leben von ihnen gesegnet werden.

Die Götter des Windes

Um die Naturgötter des Windes und der Berge zu ehren, hatten die Menschen in meinem Dorf einen Tempel tief in einen Berg gebaut. Er lag malerisch hinter den Seen, mitten in den Bergen, so dass ich jedesmal dorthin gewandert bin, wenn ich später, als junges Mädchen, meine Großmutter in den Ferien besuchte. Es war eine lange Wanderung von mehreren Stunden, um dorthin zu gelangen.

Die Landschaft dort oben ist wunderschön. Ein Panorama wie in einem Traum. Immer dachte ich dort oben an das alte Märchen vom Holzfäller und der Himmelsfee. Ich stieg nach oben, wanderte über das Ufer eines Sees. Die alten Worte fielen mir ein: Es war einmal ein armer Holzfäller... In einer Vollmondnacht badeten die Feen aus dem Himmelreich nackt in einem See in den Bergen. Ihre geflügelten Kleider legten sie auf einen Busch am Rande des Sees. Spät in der Nacht kam ein einsamer armer Holzfäller von seiner Arbeit nach Hause. Er hörte das fröhliche Lachen der Feen, schlich sich heran und sah diese herrliche Szene. Wie kann ich eine dieser Feen zur Frau nehmen und heiraten, dachte er. Er versteckte eines der geflügelten Kleider, damit eine Fee nicht mehr zum Himmel fliegen konnte und mit ihm auf der Erde blieb.

Das Märchen geht am Ende traurig aus. Wie es weitergeht lesen Sie im Anhang.

Auf einer grünen Rasenfläche am Rand des Sees saß ich und las, Goethes „Leiden des jungen Werther" oder Her-

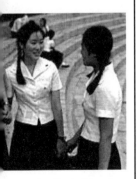

als Schülerin

166

mann Hesses „Siddhartha", oder „Die Mitte des Lebens"
von Luise Rinser. Kein Mensch kam vorbei.

Es gab hier oben keinen künstlichen Lärm von Autos oder
von Flugzeugen. Nur der Wind wehte leise. Ich legte mich
ins Gras und schaute in den Himmel, und dieser Himmel
war so blau und so schön, dass ich einfach weinen mußte.

Hinter dem See begann der schmale steinerne Pfad, der
zum Tempel führte. Ich stieg bis hinauf auf die Bergspitze,
auf der es keine Bäume und keine Pflanzen mehr gab,
nur noch Steine und Felsen. Hier oben, unter der Bergspitze, stand der Tempel und daneben ein kleines Wächter-
häuschen.

Immer trank ich zuerst von dem eiskalten Quellwasser.
Es schmeckte erfrischend und gut. Nie vergaß ich, einen
Schluck von dem Wasser für die Götter zu opfern. Die
Vögel sangen, der Wind wehte leise. Eine tiefe Stille lag
über allem. Die vielen kleinen Metallglocken, die am Gie-
bel des Tempels hängen, läuteten leise.

Es war unheimlich, dort zu sein. Ich bekam ein Gefühl,
als ob gleich ein Windgott oder ein Berggeist mich begrüßen würde. Der Wind streifte meine Wangen. War er es
wirklich?

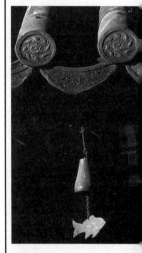

Wind-Glocke

Die Götter, die an die Wände des Tempels gemalt waren,
waren furchterregend mit ihren weit aufgerissenen Augen.
Die bunten Gewänder, die reich um sie herum geschwun-
gen waren, sahen im Nachmittagslicht aus, als ob sie sich
leise im Wind bewegten.

Ganz in der Nähe des Tempels waren die großen Berge
mit den schiefen Felsen, die die Menschen vom Dorf die
Grabfelsen nannten. Auf diesen Grabfelsen hatte ein
Freund meines Bruders mit gerade erst 20 Jahren Selbstmord begangen. Er war der Sohn eines reichen Grundbe-

sitzers im Dorf. Er konnte es nicht verweigern, für drei Jahre zum Militärdienst zu gehen, weil er keinen Mut hatte, gegen die Kommunisten zu kämpfen. Dort oben, auf den bedrohlichen Felsen, wurde seine Leiche gefunden. Ich verstand es in jedem Jahr besser, warum er gerade die Nähe des Tempels gesucht hatte, um seine Ruhe zu finden. Vielleicht war noch immer sein Geist dort und trauerte um sein unvollendetes Leben. Ich fröstelte, spürte, wie alleine ich dort oben war. In jedem Sommer fühlte ich mich wieder magisch zu diesem Ort hingezogen, aber ich konnte mich nie lange dort aufhalten. Ich stieg auf engen Pfaden wieder vom Berg herunter. Meine Füße brannten vom schnellen Laufen. Als ich endlich wieder unten bei meiner Großmutter angekommen war, war ich froh, wieder im Dorf unter den Menschen zu sein.

Um die höhere Schule zu besuchen, hatte ich das Dorf verlassen müssen. Als ich 14 Jahre alt war, kehrte ich in den Sommerferien in das Dorf zurück und sah entsetzt, dass all die wunderschönen alten Kiefern vor dem Dorfeingang, zu denen im Frühling die Kraniche kamen, die sich dort paarten und brüteten, abgeholzt wurden. An die schönen Bilder der Kraniche erinnere ich mich heute noch. Mit ihren roten Schnäbeln, ihren weißen Bäuchen, schwarzen Federn und langen Beinen waren sie Schönheiten.

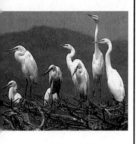

Kraniche

Mit mir zusammen hatten sie aus den Reisfeldern Schnekken(ich aß auch sehr gern Schnecken) und Frösche geholt.

Ich fragte den Dorfvorsteher, warum die alten Kiefern abgeholzt wurden. Er sagte, aus den alten Kiefern mußte ein Tempel für die Ahnen gebaut werden. Ein Haus stand schon fertig da, direkt unter den Gräbern. In diesem Haus lebte eine Frau, die kinderlos blieb, da sie als junge Frau verwitwet war. Da sie in Treue zu ihrem Mann lebte, allein

blieb, ohne wieder zu heiraten, hatte sie sogar einen Orden bekommen. Diese vorbildliche Frau wurde ausgewählt um das Haus zu bewachen. Damit sollte das Dorf weiterhin von den Verstorbenen gesegnet werden, sollten Krankheiten und böse Geister vom Dorf ferngehalten und dafür gesorgt werden, im Herbst gute Ernten zu bekommen.
In jedem Jahr im Herbst, am 15. September, nach dem Mondkalender, gibt es nun dort ein großes Vollmondfest. Hier treffen alle Familienmitglieder zusammen; sie pilgern zu den Begräbnisplätzen, begrüßen die Verstorbenen und tafeln mit ihnen gemeinsam.

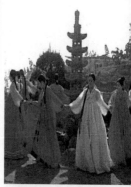

Neunzehntes Fallbeispiel:

Dorothea W., 45 Jahre alt.
Dorothea W. ist Mutter von zwei kleinen Kindern im Alter von fünf und sieben Jahren. Sie ist Kinderärztin und hat zwei Angestellte.

Anamnese:
Dorotheas Puls ist unauffällig, die Zunge hat einen leichten weißen Belag. Ihre Augen sind etwas gerötet.
Dorothea ärgert sich schnell und regt sich schnell auf. Ihre Emotionen kommen rasch und leicht unkontrolliert nach außen. Darüber ärgert sie sich selbst. Sie leidet unter Schlafstörung.
Als Kind hat sie mit ihrer Mutter als Einzelkind gelebt. Ihre Mutter beeinflußte sie darin, berufstätig und erfolgreich, und nicht wie die Mutter, Hausfrau zu werden. Ihr Vater war nach dem Zweiten Weltkrieg in Rußland verschollen und kam nach dem Ende des Krieges nicht nach Hause zurück. So hatte ihre Mutter einen anderen Mann kennengelernt. Ein paar Jahre später kam der Vater dann doch

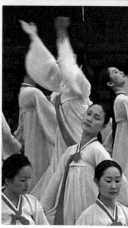

Mondfest: Ganggangsuerle-Tanz

noch zurück, zur Überraschung der Mutter. Damals war Dorothea ganz klein. Die Mutter erzählte ihr später häufig, wie schwierig es mit der Sexualität und den Männern wäre. Die Mutter kam damit nicht zurecht, sie war inzwischen frigide geworden. So beeinflußte sie ständig das Unterbewußtsein der Tochter mit ihrer Meinung darüber, was Sexualität für Frauen bedeutet. Für die Mutter war damals das wichtigste, ihre Rolle als Hausfrau und Ehefrau zu erfüllen, aber ihre Sexualität funktionierte darin nicht. Dorothea wollte nicht wie die Mutter sein, sie wollte gerne eine liebe Frau, eine gute Mutter und eine attraktive Liebhaberin sein.

Sie hatte einen interessanten, attraktiven Mann kennengelernt als sie schon verheiratetet war. Mit ihm teilte sie ein sexuelles Leben. Aber die Beziehung dauerte nicht lange, da der Mann auch verheiratetwar. Danach traten ihre Störungen im sexuellen Leben auf.

Seit zehn Jahren, genau seit ihrer Heirat, leidet sie an Schlafstörungen. Sie hat sowohl Einschlafstörungen als auch Durchschlafstörungen.

Mit Atemübungen versuchte sie, ihren Schlaf zu beeinflussen. Sie hat fest vor, in diesem Jahr die Schlafstörungen endgültig abzuschaffen, denn sie ist am Tage so erschöpft, dass sie sich nicht mehr richtig auf ihre Arbeit konzentrieren kann. Ihre sexuellen Störungen beschäftigen sie seelisch sehr, denn sie bemüht sich darum, ihre eigenen Probleme zu lösen.

Sie hat alles erreicht, was ihrer Mutter in ihrer Generation nicht möglich war. Zwei Kinder, Ehemann und einen selbständigen, erfolgreichen Job. Dies jedoch überfordert sie in ihren körperlichen Fähigkeiten, da sie neben ihrem selbständigen Vollzeit–Job auch noch den Haushalt erledigen und die beiden kleinen Kinder versorgen muß. Dorotheas

Mann geht um acht Uhr morgens aus dem Haus und kommt um acht Uhr am Abend zurück.

Ihr Plan läuft täglich perfekt ab, wenn es aber einmal nicht perfekt läuft, gerät Dorothea in Panik. Als ein einziges Mal die Tagesmutter Dorotheas jüngeren Sohn nicht vom Kindergarten abholte, rastete Dorothea aus.

Procedere:

Ich zeichne für Dorothea den Kreis der fünf Wandlungsphasen und betrachte mit ihr gemeinsam die Verhältnisse zwischen Leber und Herz in der Wu-Xing.

Ist das Holz–Element im Fülle–Zustand, gelangt auch das Element Feuer in den Zustand der Fülle. Der Sohn, hier der Herzmeridian, sollte besänftigt werden. Das Leber Yang steigt nach oben, aggressives und cholerisches Verhalten der Patientin bringen das Herz in Unruhe. Hier entstehen Grübeln und Ängste. Schlafstörungen sind die Folge davon. Ihre kreisenden Gedanken kann Dorothea

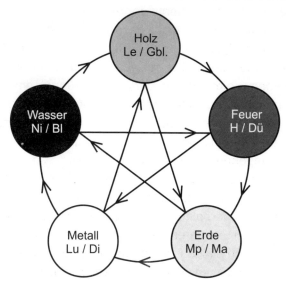

Wu-Xing

171

nicht abschalten. Sie denkt weiter, auch im Schlaf. Ihr Feuer im Lebermeridian und im Herzmeridian müssen gelöscht werden. Das Wasser löscht das Feuer. (Das Wasser– Element kontrolliert das Feuer–Element in der Konntrollphase) Das Shen muß sich klären, damit sie Gelassenheit erlangen kann.

Ich akupunktiere Dorothea. Sie liegt auf der Liege. Während der Akupunktur macht sie tiefe Bauchatmung, konzentriert sich auf ihre Atmung, versucht an sonst nichts zu denken. Sie beobachtet nur ihre Atmung und achtet auf ihr Körpergefühl.

Konfuzianische Sitten

Gerade, wenn ich an Dorothea denke, fallen mir selbst immer wieder Szenen ein, die ich mit meiner Mutter erlebt habe, in meiner Kindheit. In meiner Erinnerung sehe ich sie als gute sanfte Ehefrau und aufopfernde Mutter für ihre sieben Kinder. Das Thema der Sexualität der Frauen war tabu, darüber wurde nicht gesprochen. Der Ehepartner wurde schließlich von den Eltern ausgesucht. Hier wurde nicht gefragt: wen liebst du, wen willst du heiraten.

In meinem Heimatdorf, in dem ich bis zu meinem 12. Lebensjahr wohnte, lebten viele Menschen mit dem Namen Park, dem gleichen Namen, wie ich ihn habe. Sie durften niemals untereinander heiraten, weshalb Fremde aus anderen Gegenden ins Dorf geholt wurden.

Die Frauen, die verheiratet wurden, mußten zu den Männern ziehen und durften drei Jahre lang nicht zurück in ihr Elternhaus. Sie sollten im Haus ihres Mannes, bei den neuen Eltern und deren Familie eingegliedert werden. Als Kind habe ich einige Frauen, die durch eine Heirat in unser Dorf gekommen waren, leiden sehen. Die jungen Frau-

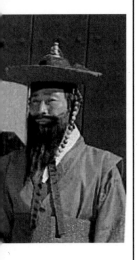

Konfuzianischer Herrscher (Satto) der Yi Dynastie

172

en waren alle so schön während der Hochzeitszeremonie. Wenn die Hochzeitszeremonie, die drei Tage dauerte, vorüber war, mußten sie sich den Geschwistern des Mannes unterordnen. Auch dann, wenn diese noch fünfjährige oder zehnjährige Kinder waren. Natürlich galt das auch bei den Eltern des Mannes. Im Alter von 20, höchstens 24 Jahren, wurden die Mädchen verheiratet und hatten Kinder.

Damals wurde ich beim Thema Erwachsenwerden sehr nachdenklich und fragte mich oftmals, ob dies meine Welt ist und ob ich nicht vielleicht anders leben will.

Ich bin meiner Mutter, die inzwischen gestorben ist, sehr dankbar, dass ich als Mädchen eine Ausbildung genossen habe. Alle meine Schulfreundinnen sind nach der Grundschule als Haushälterin, als Au–pair–Mädchen oder als Fabrikarbeiterin in die Hauptstadt, nach Seoul gezogen. Meine ältere Schwester ist eine seltene Ausnahme. Sie hat es geschafft, aus der Provinz wegzugehen und Professorin für Soziologie und Politologie zu werden. Heute arbeitet sie an einer bekannten Frauenuniversität in Seoul.

Die Konfuzianische Regierung mit ihrem König und Kaiserreich in Korea und China dauerte bis 1910.

Diese Konfuzianische Rangordnung, Sitten und Moral herrschten in jeder kleinen Familie. Ihre Sitten überlebten in Asien noch bis heute. Wir siezen unsere Eltern, unsere älteren Geschwister, Menschen, die älter sind als wir, und unsere Lehrmeister. Wir achten und ehren sie, da sie mehr Erfahrungen haben und die Weisheit besitzen.

In der konfuzianischen Welt hatten die Frauen sich sogar ihrem eigenen Sohn unterzuordnen. Verheiratete Frauen hatten keinen eigenen Namen. Sie hießen: die Mutter von soundso oder die Frau des Herren soundso.

Das Gesellschafts- und Staatssystem wurde durch den

Konfuzianismus in Ostasien, China, Korea und in Japan begründet, sein Einfluß ist natürlich auch nach Japan übergegangen, wie es beim Buddhismus, in Kultur und Kunst der Fall war. In der Traditionellen Chinesischen Medizin spiegelt sich diese Ordnung auch in der Heilkräuterkunde mit ihren hierarchischen Rangordnungen wider.

KLEINER EXKURS: KRANKHEITEN DES INNEREN WINDES

Tinnitus Aurium

(OHRGERÄUSCHE, OHRSAUSEN, OHRENKLINGEN)

Viele Menschen leiden unter ständigem Pfeifen, Zischen, Singen, Knallen, Piepsen und Hämmern im Ohr. Manch einer leidet so stark, dass er kaum schlafen kann oder sogar arbeitsunfähig ist. Die psychische Belastung ist groß.
Die Ursachen für den „kleinen Mann im Ohr":
1. Die Ohrgeräusche werden von den Patienten als Begleitsymptome bei allen Erkrankungen des Mittelohres, zum Beispiel der Otosklerose oder Otitis Media, bei Erkrankungen des Innenohres, wie zum Beispiel dem Morbus Meniere, oder auch beim akustischen Trauma wahrgenommen.
2. Im medizinischen Nachschlagewerk „Pschyrembel" werden nach Götze verschiedene Formen des Tinnitus benannt: Der muköse Tinnitus tritt beim Schlucken des Pharynx – Schleims auf.

Der mandibuläre Tinnitus tritt beim Kauen, beim Bewegen des Unter- und Oberkiefers auf.

Der vaskuläre Tinnitus tritt bei arteriellen und arteriovenösen Aneurysmen auf, außerdem bei arteriellen Mißbildungen der Venen, Anomalien oder Stenose der Aorta Karotis und anderer Hirnarterien.

3. In meine Praxis kommen Patienten mit Tinnitus und haben Halswirbelsäulen–Probleme, Lendenwirbelsäulen–Probleme oder Bandscheibenschäden. Auch Zahnherde von entzündeten Zähnen zeigen sich bei ihnen als Ursache für den Tinnitus.

4. Nach meinen Erfahrungen gibt es wichtige Ursachen für den Tinnitus: so sind seelische Belastungen und psychisch traumatisch Erlebnisse weitere sehr wichtige Ursachen für den Tinnitus. Hierdurch wird das Gleichgewicht des Nervensystems empfindlich gestört.

Man kann hier mit der klassischen chinesischen Akupunk-

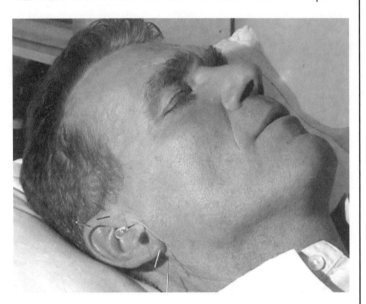

Akupunktur bei Tinnitus

tur sehr gute Erfolge erzielen. Bei akutem Ohrensausen muß das Leber–Feuer–Yang besänftigt und das Geist–Shen beruhigt werden.

Das Leber–Feuer steigt in die falsche Richtung zum Kopf (physiologische Richtung ist nach unten), verursacht daher Unruhezustände des Patienten, Schwindel, Tinnitus, Kopfschmerzen, Augenschmerzen. Mitunter findet man hier auch Wutausbrüche.

Die Anamnese zeigt, dass die Zunge des Patienten seitlich einen gelben und trockenen Belag hat. Sie erinnern sich, dass ich bereits erwähnte, dass in der chinesischen Medizin an den Seiten der Zunge der Leber – und Gallenbereich lokalisiert wird. Bei der Pulsdiagnose findet man einen Puls der saitenförmig ist: voll und schnell.

Zwanzigstes Fallbeispiel:

Bernd B. 29 Jahre alt, Diplom, Betriebswirt.

Anamnese:
Er spricht unsicher und leise und hat eine gebeugte Haltung.

Sein Gesicht ist verschlossen, das Shen in den Augen ist trüb. Er schläft nicht gut, alle zwei Stunden wird er wach.

Er ist lethargisch, er möchte gar nicht raus aus dem Haus und bleibt lieber im Bett. Der Patient fühlt sich lustlos, freudelos. Er hat seit drei Wochen Druck auf den Ohren und er hört scharfe dünne hohe Töne in beiden Ohren. Deswegen kann er zur Zeit nicht schlafen. Das Innenohr hat keinen Befunde und seine Zähne sind in Ordnung. Kopfschmerzen treten nicht auf.

Halswirbelsäule, Nacken und Schultern sind auch symptomfrei. Eine Woche Infusion für die Durchblutung in der Hals-Nase-Ohren-Klinik hat aber nichts bewirkt, auch die Tabletten haben keine Ergebnisse gezeigt. Als ich ihn fragte, wie sein Job aussieht, fängt er fast an zu weinen. Sein Chef sei streng und er käme mit ihm nicht zurecht. Der Chef sagt zwar nichts, aber er selbst spürt einen Leistungsdruck. Er fühlt sich ständig gestreßt, da ihn die Anforderungen erdrücken. Er hat keine Zeit, eine Pause zu machen und nur zwischendurch hat er kurz die Gelegenheit, etwas zu essen. Dabei fühlt er sich von anderen Kollegen beobachtet.

Durch diese Situation nimmt er an Gewicht nicht zu, sogar im Gegenteil. Er ist häufiger und länger erkältet als üblich. Seine Überlegung ist, an einer Weiterbildung teilzunehmen, um befördert zu werden oder sich eine neue Stellung suchen zu können. Aber durch den Tinnitus kann er sich überhaupt nicht konzentrieren, seine Ohren klingen. So mußte er sich krank schreiben lassen.

Seine letzte Hoffnung bin ich. Er ist am Boden zerstört und er will unbedingt vorher von mir wissen, ob ich ihm helfen kann. Er möchte am liebsten von mir eine Sicherheit durch mein Versprechen der Heilung des Tinnitus bekommen, da er Angst hat, dass der Tinnitus für immer bleiben könnte. Eine absolute Heilungsgarantie kann ich ihm allerdings nicht geben.

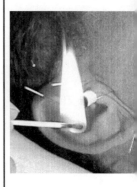

Procedere:

Nach der Anamnese habe ich die Diagnose aus chinesischer Sicht erläutert und ihm die Ursache mitgeteilt. Die Mutter war bei der Anamnese anwesend und stellte viele Fragen.

Während der Therapie sprechen wir miteinander: ich frage ihn, ob er mit sich selbst zufrieden ist und was er im Leben erreichen möchte. Er ist sehr zurückhaltend und sagt, er möchte gern eine Freundin haben.

„Vielleicht sollten Sie ihr Elternhaus verlassen und sich eine Wohnung mieten. Sie müssen langsam selbständig werden. Sie sind 29 Jahre alt. Es ist hart für Sie, durch den Tinnitus in so eine Lage gebracht worden zu sein. Ihre Seele hat schon lange Zeit gelitten, der Tinnitus ist ein Ausdruck ihres Lebens, des körperlichen wie des seelischen. Nehmen Sie es als Chance sich zu ändern, fragen Sie sich und denken Sie bitte nach, wer bin ich, was möchte ich wirklich."

Er spricht ungern über Probleme, das deutet daraufhin, dass er nicht frei ist. Sein Vater bittet mich um ein Gespräch. Er ist ein starker dominierender Mann. Er läßt seinen Sohn nicht los, will ihn sogar in eine kleine Stadt mitnehmen, wo er jetzt hinziehen möchte. Ich bin sehr empört darüber. „Bitte Herr B, lassen Sie Ihren Sohn hier in Berlin, er muß seinen eigenen Weg gehen. Mit Distanz verstehen Sie ihn besser. Sie haben ihm seinen Atem genommen, vielleicht unbewußt, er ist das Gegenteil von ihnen, schüchtern, leise und unsicher. Wissen Sie, warum er so ist?" Er hat mir zwei Stunden lang antwortet.

Ich empfehle meinem Patienten, zweimal wöchentlich Tai Chi oder Qi Gong auszuüben.

Während der Therapie braucht der Patient viel Ruhe. Zur Unterstützung bringe ich ihm Bauchatmung bei. Zur diesem Zeitpunkt, wo ich diesen Fall beschreibe, therapiere ich ihn noch.

Die Behandlung eines Tinnitus darf nicht hinausgezögert werden, besonders, wenn es sich um einen Hörsturz handelt. Beim Hörsturz sollte möglichst innerhalb von 24 Stunden mit der Behandlung begonnen werden. Durchblutungs-

fördernde Methoden wie Infusionen und sedierende Akupunktur–Therapie können einen akuten Tinnitus beseitigen. Ansonsten kann er chronisch werden und der Patient muß lebenslang unter den quälenden Geräuschen leiden.

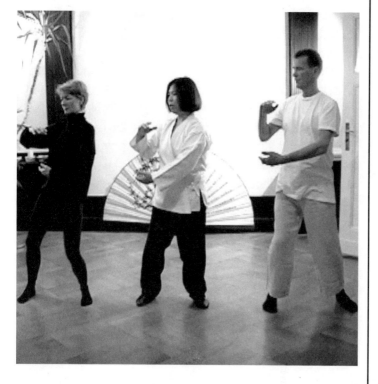

Tai Chi/ Qi Gong

Trigeminusneuralgie

Einundzwanzigstes Fallbeispiel:

Herr Detlef W., 47 Jahre alt, Geschäftsmann, Bauunternehmer. Verheiratet, zwei erwachsene Kinder. Herr W. kommt aus Sachsen–Anhalt, er hat zwei Stunden Fahrzeit nach Berlin.

Anamnese:
Im Februar 1998 kam Detlef W. zum ersten Mal zu mir in die Praxis. Er hatte seit 1995 Schmerzen am Ohr und an der Schläfe, unter dem Jochbein, im Stirn–, Mund– und Kieferbereich, alles rechtsseitig. Sein Kauen war dadurch schmerzhaft eingeschränkt. Kopfschmerzen hatte er nicht. Er schilderte seine Schmerzen als stark bohrend, stechend und brennend. Sie waren so heftig, dass er sie manchmal kaum ertragen konnte. Er litt sehr unter Schlafstörungen. Zu dieser Zeit nahm er täglich Tegretal 200. Eine Lumbal–Punktion und eine Computer–Tomographie hatten keinen Befund gezeigt. Er hatte sich zwei Backenzähne ziehen lassen, da er dachte, diese könnten die Ursache für seine Schmerzen sein. Er spürte danach jedoch keine Erleichterung.

Sein Blutdruck an diesem Tag war 164 / 80, sein Puls 64.

Seine Zunge hatte einen gelben Belag.

Von den drei Ästen des Trigeminusnervs waren bei diesem Patienten Nervus Maxilaris und Nervus Mandibularis besonders betroffen. Hier traten auch die stärksten Schmerzen auf.

Schon während unseres ersten Gesprächs machte ich mir

ein Bild von seiner seelischen Situation. Sein vegetatives Nervensystem war belastet. Er hatte viele Häuser gebaut, war jedoch noch nicht Schulden frei. Auch einige alte Objekte, die renoviert und repariert wurden, verbrauchten seine Zeit, sein Geld und seine Nerven. Das alles machte ihm unendliche Probleme. Außerdem gab es Unstimmigkeiten mit seinen Kindern und deren Partnern.

Procedere:
Als erstes schlug ich Herrn Detlef W. eine Behandlung mit Akupunktur vor. In Kombination zur Akupunktur verwendete ich Neuraltherapie, die ihm allerdings noch mehr Schmerzen verursachte. Daraufhin setzte ich die Neuraltherapie ab.
Danach kombinierte ich die Akupunkturtherapie mit einer Elektrostimulationsmethode. Damit war das Nervensystem überlastet, wodurch wiederum die Schmerzen verstärkt wurden. So konnte ich auch diese Methode nicht weiter fortführen.

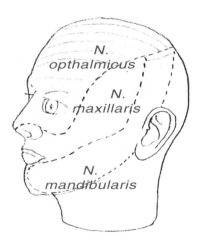

Versorgungsgebiet der Trigeminusnerven

181

Daraufhin habe ich nur den Magen – Meridian, den Dreifachen Erwärmer und den Dünndarm–Meridian genadelt, mit einem Kegel Moxa. Außerdem kombinierte ich dazu die Ohrakupunktur. Um das Shen zu klären, ist hier die Ohrakupunktur eine wunderbare Ergänzung.

Herr Detlef W. wurde von mir aufgrund seiner starken Schmerzen über zehn Tage lang täglich 30 bis 45 Minuten genadelt. Danach habe ich ihn zweimal wöchentlich akupunktiert, über einen Zeitraum von zwei Wochen. Allmählich waren seine Schmerzen so gelindert, dass er ohne Einschränkung seiner Arbeit als Geschäftsmann nachgehen konnte. Er konnte auch wieder gut schlafen.

Nebenbei brachte ich ihm bei seinen Besuchen in meiner Praxis auch Tai Chi und Qi Gong bei, damit er selbst durch Entspannung zur erfolgreichen Therapie beitragen konnte.

Eine Wiederholung dieser Therapie ist nach einem Jahr empfehlenswert.

„Zhong-Feng"

(„DAS GEHIRN IST VOM WIND GETROFFEN." – SCHLAGANFALL)

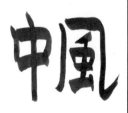

Zhong Feng

Greift das Leber–Yang das Herz an, steigt das Feuer zum Kopf. Hier in diesem Fall steigt es zum Gehirn. Der Mensch ist „vom inneren Wind getroffen". Es kommt zum Schlaganfall.

Bei damit auftretenden Lähmungserscheinungen ist sofort mit der Akupunkturtherapie, die das Nervensystem wieder aktivieren soll, zu beginnen. Nun werden die Betroffenen allerdings meistens ungefähr eine Woche lang auf die Intensivstation gelegt und dort mit Infusionen versorgt.

Dabei ist für die Akupunktur keine Zeit zu verlieren. Schon dort, in der Intensivstation, sollte sofort mit der Akupunkturtherapie begonnen werden. Dies am besten sogar noch in Verbindung mit einer elektrischen Stimulation, damit die Wirkungen noch verstärkt werden können.

Je schneller der Therapiebeginn ist, um so eher können dann auch Erfolge erzielt werden.

Es ist ebenfalls sinnvoll, mit der Physiotherapie, hier mit Krankengymnastik, parallel zu arbeiten.

Zweiundzwanzigstes Fallbeispiel:

Frau Renate B., 47 Jahre alt, Angestellte in einer Bank.
Seit eineinhalb Jahren hat sie eine halbseitige Lähmung nach Apoplexie. Sie fährt in einem Rollstuhl.

Anamnese:
Bei dem Apoplex war ihre linke Seite getroffen worden. Ihr Mund hing etwas schief nach unten, ebenso auch die Augenwinkel. Ihre Sprache ist nach dem Apoplex relativ gut zurückgekommen, wenn sie mit mir spricht und mir ihre Probleme schildert, kann ich sie gut verstehen.

Frau B. hat Übergewicht, kann aber nicht abnehmen. Ihr Appetit ist sehr groß. Sie hat hohen Blutdruck und klagt über starke Krämpfe in der Wade. Drei mal in der Woche machte sie bisher Krankengymnastik.

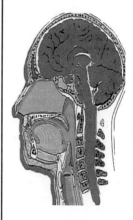

Meridianschnitt des Kopfes

Frau B. kann nicht ohne Hilfe aus dem Rollstuhl aufstehen oder laufen. Sie kann auch nicht alleine auf die Toilette gehen. Durch die Herztabletten, die sie jetzt einnehmen mußte, muß sie aber häufig Urin lassen. Das ist für sie selbst und für die Angehörigen, die sie ständig zur Toilette begleiten müssen, eine unangenehme Last.

Renate B. zeigt einen eisernen Willen alleine zurechtzu-kommen. Über ihre seelische Lage redet sie kaum. Sie erzählt mir nur, dass sie vor dem Schlaganfall nicht ein-mal bemerkt hatte, dass sie hohen Blutdruck hat. Damals, vor dem Schlaganfall, trank sie heimlich, um ihren Proble-men aus dem Weg zu gehen. Über diese Probleme wurde in der Familie nicht geredet. Frau B. und ihr Mann haben zwei Kinder im Alter von 17 und 19 Jahren, ihre Ehe schien glücklich zu sein. Die Kinder haben von den seelischen Problemen der Mutter nicht viel mitbekommen.

Frau B. braucht eigentlich psychologische Betreuung, aber sie lehnt das ab. Sie hätte es nicht nötig. Sie sieht sehr traurig aus und selbst wenn sie lacht, ist ihre Trauer nicht zu übersehen. Sie lobt, wie besorgt ihr Mann und ihre Kin-der sich um sie kümmern, aber sie ist bitter mit sich selbst und unzufrieden. Oftmals überfallen sie Schlafstörungen.

Procedere:
Am Anfang wollte ich Frau B. wegen ihrer Lähmungen je-den Tag akupunktieren. Allerdings waren in diesem Fall Hausbesuche nötig. Nach ungefähr zwei Wochen ging ich

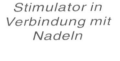

Stimulator in Verbindung mit Nadeln

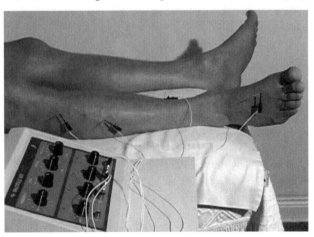

zu drei Behandlungen in der Woche über, später auf zwei Behandlungen pro Woche mit einem elektrischen Stimulator.

Danach konnte Frau B. sich auch ohne Rollstuhl fortbewegen. Sie war nun in der Lage, auf einen Stock gestützt zu laufen. Den Gang zur Toilette, der sie immer so sehr belastet hatte, schaffte sie jetzt alleine. Zum Anziehen und Ausziehen war immer noch eine Hilfe für sie nötig. Mit dieser Einschränkung konnte sie sich aber doch gut arrangieren.

Nach meinen Erfahrungen ist in der Regel eine Wiederholungstherapie nach acht bis zwölf Monaten erforderlich.

FUNKTIONSKREIS DER NIERE (NI)

NIERE(SHEN)

Das Organzeichen Shen bedeutet Minister, es ist eines der wichtigen Yin–Organe.

Element: Wasser

Farbe: Schwarz

Jahreszeit: Winter

Himmelsrichtung: Nord

Planet: Merkur

Emotionen: Angst, Schreck

Geschmack: salzig

Tugend: Weisheit

Bezug auf Ohr, Kopfhaar, Knochen,

Minimumzeit: 5-7 Uhr (Toleranzzeit 3-7 Uhr)

Maximum: 17-19 Uhr (Toleranzzeit 15-19)

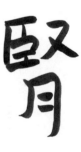

Shen

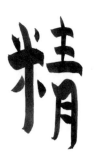

Jing Essenz

iDie Nieren sind die Wurzel des Lebens. Die Niere ist für die Entwicklung der „Jing Essenz" verantwortlich. Diese **„Jing Essenz"** umfaßt unser Gehirn, Blut, Sperma, Knochen und Mark. Sie ist zuständig für das Wachstum, für unsere körperliche und seelische Entwicklung, und auch für die Fortpflanzung. Jing bildet die Grundlage für das Lebensfeuer, und für das Lebenstor Ming Men.

Die Niere regiert die Flüssigkeiten in unserem Körper. Dies tut sie, indem sie reine oder klare Teile der Flüssigkeiten nach oben in die Lunge bringt und trübe Teile nach unten, zum Darm, zur Ausscheidung befördert. Als klare Flüssigkeiten werden in der chinesischen Medizin zum Beispiel Tränen, Speichel, Schleime und Schweiß betrachtet. Dickflüssigen trüben Anteile sind zum Beispiel die Gelenkflüssigkeit, der Spinal–Liquor, Pankreassekret, das Sekret der Lymphdrüsen.

Die Nieren regieren die Willenskraft, das Durchhaltevermögen.

Nieren sind für die Kopfhaare, das Skelettsystem, Knochenmark und für neurologische Störungen verantwortlich. „Die Nieren öffnen sich in die Nase", sagt Des Gelben Kaisers Klassiker der Inneren Medizin.

DISHARMONIE DER NIERE

Ohrenkrankheiten, Schwerhörigkeit, Otitiden, Tinnitus, Morbus Meniére (Gleichgewichtsstörungen, Drehschwindel). Angst und Schock entleeren das Qi in den Nieren: das Bettnässen ist hier bei Kindern zu beobachten. Nieren-Jing Mangel kann zu Kinderlosigkeit führen: Lesen Sie bitte oben noch einmal, was Nieren–Jing bedeutet.

Bei Frauen ergibt sich Sterilität, schwaches sexuelles Verlangen, bei Männern Impotenz und Störungen der Produktion des Sperma. Außerdem fehlende oder deformierte Schwänze des Sperma, woraus mangelnde Beweglichkeit entsteht. Ejakulationsschwierigkeiten. Zu häufige Onanieren kann auch zu Jing–Mangelsymptomen führen, da die Jing Essenz leergepumpt wird. In den taoistischen Kreisen behaupteten die Gelehrten, dass man die Samen aufbewahren könnte. Und zwar im Rückgrad aufwärts, um es erst später zu verbrauchen. Es gab eine Methode des Orgasmus, ohne die Samenflüssigkeit herauszudrücken. Hierbei bliebe die Jing Essenz erhalten. (Aus einem Seminar, das ich in der F.U. Berlin 1985 über „Sexualität *in China, Korea und Japan in 19 Jahrhundert"* besuchte).

Weitere Nierenfunktionsstörungen zeigen sich durch lokkere Zähne, schlechtem Erhaltungszustand der Zähne, durch früh ergrauende Haare oder Blasen –Nieren – Schwäche: Inkontinenz, Harnverhalten und Entzündungen an Nieren und Blase.

Für Entwicklung und Wachstum spielt das Nieren–Jing eine wichtige Rolle: Bei Jing–Mangel kommt es zu Wachstumsstörungen bei den Kindern, zum Beispiel lernen sie erst spät sprechen, lernen nur langsam zu laufen, ihr Mund ist ständig offen und sie sabbern. Sie bekommen später ihre Zähne und die Fontanellen schließen sich spät, sie leiden unter einem schwachen Knochenbau.

Nieren–Jing–Energie ist für weiteres Wachstum zuständig. „Der Tau des Himmels befeuchtet das Mädchen", heißt es im Buch „Des Gelben Kaisers Klassiker der Inneren Medizin", das bedeutet, hier tritt die Monatsblu-

tung ein. Beim Jungen wird die Samenproduktion angeregt, es kommt zum Stimmbruch und der Bartwuchs setzt
ein.

DER LEBENSZYKLUS VON MÄNNERN
UND FRAUEN

*„ Des Gelben
Kaisers
Klassiker der
Inneren
Medizin"*

Die Beschreibung des Lebenszyklus finden wir im Huang
Ti Nei Jing, „Des Gelben Kaisers Klassiker der Inneren
Medizin":

„Die Nieren–Energie eines Mädchens erlebt im Alter von
sieben Jahren eine Fülle: die Milchzähne werden durch
die zweiten Zähne ersetzt und die Haare wachsen.

Mit 14 trifft der Tau des Himmels ein, das Konzeptionsgefäß beginnt zu fließen. Die Blutungen kommen regelmäßig und sie kann empfangen.

Mit 16 Jahren ist das Jing stark, der Tau des Himmels tritt
ein. Die Essenz ist reich und in Fülle. Yin und Yang sind in
Harmonie und er kann Kinder zeugen.

Mit 21 Jahren erreicht das Nieren–Jing einen Höhepunkt:
die Weisheitszähne brechen durch, das Wachstum ist auf
dem Höhepunkt angelangt.

Mit 24 Jahren erreicht die Energie ihren Höhepunkt, seine
Weisheitszähne kommen heraus. Das Wachstum hat einen Höhepunkt erreicht.

Mit 28 Jahren werden Sehnen und Knochen stark, das
Haar wird am längsten. Der Körper ist stark und blühend.

Mit 32 Jahren ist die Muskulatur stark gebildet und in voller Kraft.

Mit 35 Jahren werden die Yang Ming–Meridianpaare
schwächer (gemeint sind der Magen– und der Dickdarm-

meridian), das Gesicht beginnt zu welken. Das Haar beginnt auszufallen.

Mit 40 beginnt ein Mangel an Jing–Energie: das Haar beginnt auszufallen, die Zähne werden locker.

Mit 42 Jahren sind alle drei Yang–Meridianpaare schwach (der Magen–Meridian, der Dickdarm– Meridian, der Dünndarm–Meridian), das Gesicht wird dunkel, die Haare ergrauen und werden weiß.

Mit 48 ist das Yang–Qi geschwächt, das Gesicht wird dunkel, das Haar ergraut und wird weiß.

Mit 49 Jahren ist das Konzeptionsgefäß leer. Der „Tau des Himmels" ist trocken, die Erdpassage ist nicht offen, so dass die Empfängnis nicht mehr möglich ist: Unfruchtbarkeit setzt ein." Die Erdpassage meint hier die Gebärmutter. Beschrieben wird so der Beginn des Klimakteriums.

„Das Nieren–Jing eines Jungen erreicht mit acht Jahren seine Fülle: Die Haare wachsen, die Zähne kommen heraus.

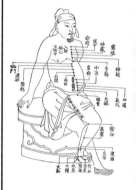

Mit 56 ist die Lebensenergie so schwach, die Knochen und Sehnen bewegen sich nicht mehr. Der himmlische Tau trocknet langsam aus."

Mit 60 Jahren, so sagen wir in Asien, ist ein höchstes Alter erreicht. Fünf mal haben sich die zwölf Jahre des Tierkreises wiederholt. Zu dieser Zeit feiert man für den Menschen ein großes Fest, das nur einmal in seinem Leben vorkommt. Das Leben besteht aus Sterben, sich vermehren und neu geboren werden. Wir als Menschen, auch die Tiere und die anderen Lebewesen, werden diesen Kreis in einem unendlichen Zeitauflauf von Null bis Null immer wiederholen.

Yin-Symptome der Nieren

Die Nieren–Yang–Leere zeigt sich in unregelmäßiger Menstruation, bzw. die Menstruation bleibt ganz weg. Es kommt zu einem frühzeitigen Ergrauen der Haare. Und es kann zu Sterilität, Impotenz und somit zu Kinderlosigkeit kommen, da das Nieren–Yang–Lebensfeuer im Leere– Zustand ist. Zum Beispiel bei Stress treten diese Leere–Symptome auf. Bei Männern kommt es zu einem Mangel an Samenproduktion, es kommt zu Schwierigkeiten, zum Orgasmus zu gelange sowie zu Ejakulationsbeschwerden: der Mann hat gar keine, eine vorzeitige oder eine nachzeitige Ejakulation. Männer wie Frauen, die unter diesen Symptomen leiden, haben kein Verlangen nach Sex. Sie haben Inkontinenz und Angst: hier kommt es zu häufigem Urinieren, besonders unterwegs. Die Patienten haben ein Kältegefühl an der Lendenwirbelsäule und den Füßen. Möglicherweise treffen wir hier auf eine chronische Ischialgie und chronische Nieren– und Blasenentzündung.

Dreiundzwanzigstes Fallbeispiel:

Frau Heike A., 36 Jahre alt, Rechtsanwältin. Verheiratet, Kinderwunsch seit sechs Jahren, allerdings erfolglos.

Anamnese:
Ihre Organbefunde und die Untersuchungen ihres Ehepartners sind in Ordnung. Ihr Mann ist Richter in einem Gericht.
Frau A. hat zwei Rechtsanwaltsbüros, eines in Berlin und eines im Berliner Umland. Sie ist sehr gestresst. Immer muß sie pünktlich zu ihrem zweiten Büro gelangen. Dafür braucht sie eine Stunde Fahrtzeit.

Frau A. leidet unter Spannungen am Nacken. Kopfschmerzen, Migräne und Müdigkeit. Sie möchte von mir wissen, warum sie keine Kinder bekommt.

Procedere:

Ihr ständiger Stress macht das Ming Men, das Lebenstor, unfähig, ihr Nieren–Yang, das Lebensfeuer zu entfachen und entleert das Qi in den Nieren. Die Folge davon sind Kältegefühle in den Lendenwirbelsäulengegend, Hormonstörungen, sexuelle Probleme und damit Kinderlosigkeit. Darüber hinaus treten Spannungen im Nervensystem auf. Hier müßte ich das Ming Men mit Akupunktur stärken.

Sie finden das Ming Men, wenn Sie sich auf den Rücken legen und unter ihrem Kreuzbein die hohl liegende freie Stelle ertasten. Versuchen Sie, ihre beiden Hände von beiden Seiten her dort hinein zu schieben, so finden sie dort, wo ihre Mittelfinger sich berühren, den Punkt Ming Men.

Das Ming Men, das Lebenstor, schließt sich beim Sterben. Bei einem toten Menschen finden sie die hohl liegende freie Stelle nicht mehr.

Kommen wir zurück zu Heike A.

Das ständige Wollen, den ständigen Gedanken, Kinder erzeugen zu wollen, müßte sie loslassen. Hier ist gar nichts zu wollen, nichts zu müssen. Entspannungstherapie ist für sie das allerwichtigste. Ich bin sicher, sie braucht keine Hormone zu nehmen. Als erstes brachte ich ihr Bauchatmung bei, damit sie loslassen lernt und gleichzeitig lernt, sich zu entspannen.

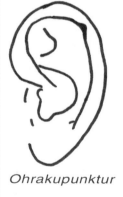

Ohrakupunktur

Außerdem ist für sie die Akupunkturtherapie für die Seele wichtig. Um das Shen zu beruhigen möchte ich bei ihr Ohrakupunktur und Körperakupunktur machen.

Als Vorarbeit beginne ich mit Shiatsu/ Tuina und Tsiab. Danach erhält Heike A. Akupunktur. Diese gemeinsame

Wundermeridian:
Lenkergefäß
oder
Gouverneur
Meridian Nr. 4:
Ming Men

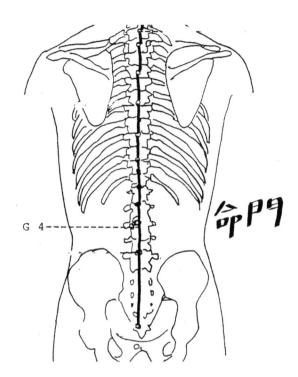

G 4

Arbeit erweist sich als ideal für sie um das vegetative Nervensystem anzusprechen und um sich zu entspannen. Sobald meine Hände auf ihrem Kopf waren, konnte sie loslassen und war weit weg.

In der Zeit, in der sie die Akupunkturnadeln im Ohr und auf den Meridian–Punkten am Körper hat, lege ich leise Entspannungsmusik auf. Ich wähle ätherische Öle für sie aus und träufele sie auf die Duftlampe. Das war für uns wie eine Zeremonie.

Die ganze Behandlung dauerte jedesmal eine Stunde. Ich bitte Heike A., dieses Ritual einfach zu genießen und sich dabei zu entspannen. Zweimal in der Woche habe ich sie zu mir in die Praxis bestellt.

Da sie jeden Tag bis 18 Uhr arbeiten mußte, konnte sie erst Termine um 19 Uhr wahrnehmen. Für sie habe ich an den Tagen bis 20 Uhr gearbeitet, statt um 18 Uhr Feierabend zu machen. Insgesamt 20 Sitzungen habe ich vorgenommen. Die gesamte Therapie dauerte bei ihr 2 Monate.

Am Ende der Therapie ließ ich sie und ihren Mann eine zweiwöchige Heilkräuter–Kur machen, um sie zu unterstützen, damit sie schwanger wird.

Das war vor der Weihnachtszeit. Ende Januar kam sie wieder, um mir die Nachricht zu bringen, dass der Schwangerschaftstest positiv war. Wir haben uns darüber sehr gefreut.

Ich kann nicht nachweisen, ob es wirklich die Heilkräuter–Kur war, die den Erfolg brachte, was ich wohl vermute. Natürlich waren auch die Entspannung und die Akupunkturtherapie wichtig. Hier, bei Frau A., hat wohl die Kombination aus allem geholfen. Im Endeffekt ist es egal, was sie so unterstützt hat, dass sie schwanger wurde. Die Hauptsache ist, dass der ersehnte Wunsch in Erfüllung gegangen ist.

Das Mädchen ist inzwischen zwei Jahre alt.

Vierundzwanzigstes Fallbeispiel:

Torsten T., 36 Jahre alt. Bildhauerlehre, Physiotherapeut.

Anamnese:
Mandel– und Polypen–Operation als Kind. Meningitis mit Mumps, als er sieben Jahre alt war. Danach litt er drei Jahre lang unter Migräne. Sein Problem zur Zeit sind die Zähne: Er hat ständige Entzündungen am Zahnfleisch.

Daraus folgten Zahnwurzelbehandlungen und Operationen. Einige Schneidezähne sind herausgenommen, er trägt eine Brücke.

Vor acht Jahren bekam er Probleme mit Candida Albicans. Er hat Heißhunger auf Süßigkeiten, Völlegefühl. Er friert leicht. Er hat Angst vor Unbekanntem, grübelt oftmals, macht sich Sorgen, über die er ständig nachdenken muß. Deswegen hat er Schwierigkeiten einzuschlafen. Er ernährt sich überwiegend vegetarisch. Häufig hat er kalte Nieren und Schmerzen an der Lendenwirbelsäule, besonders wenn er Völlegefühl hat. Gelenkschmerzen und Kniebeschwerden begannen bei ihm schon in seiner Jugendzeit. Seine Zunge ist dick, Zahneindrücke sind zu sehen. Die Zunge ist schwer beweglich, so dass seine Sprache manchmal verlangsamt wird. Der Puls ist sehr langsam und schwach

Procedere:
Eindeutig ist bei ihm, in den Wu–Xing Phasen zu sehen, das Wasser gestört, Nieren und Blase. Auch beim Element Erde, Milz–Pankreas und Magen, ist Disharmonie festzustellen.

Die Schneidezähne gehören zum Organkreis Nieren. Das heißt, kranke Zähne zeigen uns dort eine Disharmonie. Die Symptome die er mir schildert, haben alle Bezug zum Wasser–Element: Knochen, Gelenke, Haare. Emotionen wie Ängste und Sorgen. Es fehlt ihm an Entscheidungsfähigkeit, er zögert. Die Unsicherheit herrscht in seinem Werdegang im Beruf. Ihr Herrscher, die Erde, ist in einem Yin–Zustand. Wasser–Ansammlungen sind zu beobachten, das ist bei der Zungen–Anamnese zu sehen. Auch seine Völlegefühl sind dafür Zeichen. Milz–Pankreas haßt die Feuchtigkeit. Nachdenken und Grübeln schaden der Funktion der Milz–Pankreas.

Jetzt habe ich Anhaltspunkte, was für Therapien ich Torsten vorschlagen kann. Erstens werde ich ihm auf den gesamten Nieren– und Blasen–Meridian Shiatsu / Tuina / Tsiab geben. Auf die Meridiane der Erde–Organe natürlich auch, besonders auf Hara und Tan–Tien werde ich lange mit meinen Händen bleiben, um seine Mitte zu stärken.

Mit Akupunktur–Therapie nach den Fünf Wandlungsphasen und auf Antiken Punkten setze ich die Behandlung fort.

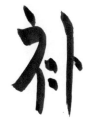

Fünfundzwanzigstes Fallbeispiel:

Ängste und Bettnässe bei Kindern

stärken:
Bu

Florian H., sieben Jahre alt.

Anamnese:
Florian ist normal gewachsen, ein freundliches Kind. Beim Schlafen träumt er oftmals, aber er kann sich morgens an nichts mehr erinnern. Er macht häufig in der Nacht ins Bett. Die Mutter meint, er hätte viel getrunken und wäre zu bequem, um in der Nacht aufzustehen. Deshalb würde er einfach ins Bett machen. Florian ist seit sechs Monaten Rohköstler, da seine Mutter sich für diese Ernährungsweise entschieden hat, als Teil ihrer Therapie, gegen den Brustkrebs, der bei ihr vor sechs Monaten diagnostiziert wurde.

Florian möchte gern Kochkost essen, aber er darf nicht. „Mama, nur ein Paar warme Sojawürstchen möchte ich

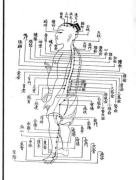

haben", sagt er. Zur Zeit hat das Kind kalte und feuchte Hände. – Ich beginne, Florians Mutter zu befragen. Ob er dramatische Erlebnisse hatte, daran erinnert die Mutter sich nur schwach. Das Kind erinnert sich natürlich auch nicht.

Einmal gab es eine schreckliche Erfahrung mit einer Toilette in Amerika, als er vier Jahre alt war. Damals mußte er auf dem Flughafen dringend auf die Toilette. Dort war das Becken schmutzig, er wollte nicht darauf sitzen. Nachdem er fertig war, ging die Spülung von alleine los, und zwar so laut, das Kind sich erschreckte und zu schreien anfing. Danach wollte er im Hotel nicht mehr zur Toilette gehen und machte in der Nacht ins Bett.

Procedere:
Nach diesem Vorgespräch beschloß ich, die Shen-Punkte an seinem Ohr und am Körper zu behandeln, um damit seine Ängste zu behandeln.

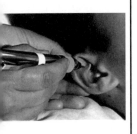

Nach den Grundsätzen des Funktionskreises sitzt die Emotion Angst in der Niere. Ängste und Schock entleerten das Nieren Qi. Man uriniert unbewußt, also aus Angst. Es gibt einen amerikanischen Film, in dem ein Kind gekidnappt wird. Das Kind wird schließlich durch den klugen und hartnäckigen Vater befreit, ohne Lösegeld. Eines Tages hört das Kind vor einer Tür stehend eine Stimme mit seinem Vater sprechen, die er von der Zeit seiner Entführung kennt. Die Kamera zeigt erst den nassen Boden, dann das erschreckte Gesicht des Kindes, es kann nicht weinen und nicht sprechen. Der Entführer ist der Freund seines Vaters.

Spielerisch mache ich bei Florian Ohrakupunktur mit einem leuchtenden Laser–Akupunktur–Stab. Gerade das macht ihm Spaß. Wir unterhalten uns, während ich mit ihm arbeite und ich bekomme langsam einen Einblick in seine seelische Lage. Bei Kindern ist vieles sehr leicht zu erkennen, weil sie natürlich sind. Kinder bis 12 Jahre akupunktiere ich nicht gerne, es sei denn, das Kind ist verständig und bleibt ruhig und lange genug in der selben Stellung. Viele Kinder sind allerdings unruhig und ängstlich, wenn man nur über Nadeln redet.

Ich möchte den Kindern nicht noch zusätzliche Ängste mit der Akupunktur zufügen. Sofern Akupunktur nicht zu empfehlen ist, mache ich also Laserakupunktur. Oder ich therapiere mit Shiatsu / Tuina/ Tsiab und mit Reiki.

Nach den Empfehlungen der chinesischen Medizin sollte man sich ausgewogen ernähren. Auch warmes Essen, auch yangisierende Mittel braucht der Körper, sonst wandelt sich der Körper zum anderen Pol. Zu verstehen ist dies beim Blick auf die Wu–Xing Phasen, Xing heißt „die in Bewegung befindliche". Der menschliche Körper ist ständig im Wandlungszustand. Diese Phänomene betrachten wir genau, um den Zustand des Patienten einzuschätzen. Florian hat sechs Monate lang Rohkost gegessen, nur ungekochtes Gemüse und Obst, er braucht dringend etwas Warmes.

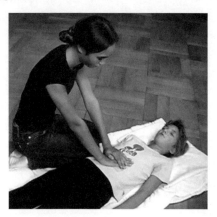

Alex und Lotte bei Shiatsu

QI – EINTOPF

(WARMER GEMÜSEEINTOPF MIT TOFU, FÜR
FLORIAN UND SEINE MUTTER)

3 große Champignons in Ringe schneiden
30g Sojasprossen
2 Stücke Möhren   in dünne Streifen schneiden
1 Stange Porree
½ rote Paprika
½ grüne Paprika   alles in Streifen schneiden
1 Strang blaue Algen schneiden
½ Stück Tofu würfeln
1 großer Esslöffel. Miso (dunkelbraune Sojabohnenpaste)
2 Zehen Knoblauch kleinhacken
1 Stückchen Ingwer ebenso kleinhacken
1 Esslöffel Sonnenblumenöl
1 Esslöffel geröstete Sesamkörnchen
50g Glasnudeln oder ein Schälchen Basmati – oder
Naturreis

Das geschnittene Gemüse in Sonnenblumenöl 2-3 Mi-
nuten schnell braten, wenn möglich in einem Wok.
Sojabohnenpaste in ½ Liter Wasser verrühren und zum
Gemüse gießen. Einmal aufkochen. Den gewürfelten
Tofu zugeben, und am Ende auch die vorgegarten Glas-
nudeln hinzufügen, noch einmal schnell aufkochen las-
sen.
Glasnudeln oder Reis müßten schon vorher separat in
einem anderen Topf gekocht werden. Den gerösteten
Sesam streut jeder kurz vor dem Essen über seinen Tel-
ler, so viel er möchte.
Vorbereitungsdauer: ca. 30 Minuten.

Sechsundzwanzigstes Fallbeispiel:

Frau Martha K., 95 Jahre alt. Sie wohnt mit ihrer Tochter zusammen.

Anamnese:
Seit sechs Monaten leidet Martha K. an Lendenwirbel-säulen–Beschwerden. Sie kann nicht mehr laufen. Ihre Tochter muß sie zur Toilette begleiten.
Von ihrer Hausärztin, die bei ihr Hausbesuche machte, bekam sie seit sechs Monaten Spritzen. Aber der Schmerz blieb weiterhin. Schließlich alarmierte die Tochter mich und suchte bei mir Hilfe für ihre Mutter.

Procedere:
Meine Diagnose: Qi–Mangel und Energie–Mangel. Durch das Altern sind ihre Organe verbraucht und geschwächt. Das Ming Men ist zu schwach, die Energie des Nieren–Yang ist in einem Mangel–Zustand. Ich muß nicht nur eine schmerzstillende Therapie ansetzen, sondern zuerst einmal eine aufbauende Therapie mit ihr durchführen.
Viel Moxibustion ist angebracht, und chinesische Heilkräu-ter, die sie aufbauen, oder, mit anderen Worten: die sie tonisieren. Dazu gehört, neben anderen Hilfskräutern, auch der Ginseng. Ginseng, besonders der koreanische Gin-seng, ist so kostbar, man sagt von ihm: man kann ihn nicht einmal mit Gold aufwiegen. Qualitativ hochwertigen Gin-seng erntet man erst nach fünf Jahren. Erst nach dieser langen Zeit haben sich die Wirkstoffe in ihm gesammelt und seine Wurzeln können ausgegraben werden.
Man verwendet sie roh. Die Rezepte lesen Sie im Therapiebuch.

Für Martha K. habe ich 15 Therapiesitzungen angesetzt. Nach der zehnten Behandlung hatte der Schmerz bereits nachgelassen, so dass ich fünf Therapien für sie auf spätere Zeit verschoben habe.

Frau K. kann wieder laufen und Ausflüge gemeinsam mit anderen älteren Herrschaften in die Umgebung Berlins unternehmen.

YANG– SYMPTOME DER NIERE

Feuerelemente wie Nikotin, Alkohol, Kaffee und schwarzer Tee verursachen Yang–Fülle–Symptome der Niere.

Wenn der Patient an einer Herzkrankheit leidet, wird die Niere in Mitleidenschaft gezogen. Das Herz–Yang greift hier das Nieren–Yin an. Die Folge davon sind Nierenentzündung, Prostatitis, Harndrang. Die Blase entleert sich nur tropfenweise. Der Urin ist dunkelgelb.

Der Patient leidet an Trockenheit: die Nasenschleime werden trocken, Sinusitis, Laryngitis, Pharyngitis kommen hier vor. Auch Verstopfung und Hämorrhoiden sind Folgen des Mangels an Flüssigkeit. Ebenso kommt es möglicherweise zum Gehörsturz, zu Ohrensausen, zu Otitis Media. Gleichgewichtsstörungen, Osteochondrose, Arthrose in den Gelenken und Rheumatismus.

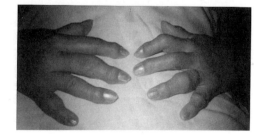

Arthrose in den Handgelenken

Siebenundzwanzigstes Fallbeispiel:

Frau Else Q., 63 Jahre alt.

Anamnese:
Seit eineinhalb Jahren hat Frau Q. einen Lendenwirbel–
Schmerz, der zum Bein herunter ausstrahlt. Ihre Wirbelsäule ist degeneriert im Bereich des vierten und fünften
Lendenwirbels und im Steißbein–Bereich. Frau Else Q.
kann weder laufen noch sitzen. Sie hat eine akute Kniearthrose: Die Knie tun ihr so weh, dass sie sich nicht hin-
knien kann.
Seit eineinhalb Jahren ist sie in orthopädischer Behandlung, aber ohne Erfolg. Der Schmerz ist seit langem so
schlimm, dass sie nun keinen Lebensmut mehr hat. Sie
klagt über Schlafstörungen. Besonders leidet sie unter
Aggressionen und Depressionen. Ihr Mann täte ihr leid,
sagt sie, er muß unter ihren Gefühlsschwankungen leiden. Außerdem hat sie Ansammlungen von Schleim im
Hals und in den Bronchien. Sie hat hohen Blutdruck, aber
sie hat ihn mit Betablockern unter Kontrolle. Ihr Körper-
bau ist groß und kräftig, gerade am Po und am
Oberschenkelbereich. Sie ist übergewichtig.
Frau Q. erzählt mir wütend: „Im Wartezimmer beim Hausarzt warten 20 oder 30 Leute, du bist nur eine Nummer.
Um ein Rezept zu erhalten brauche ich fünf Minuten, darauf warten muß ich aber zwei Stunden. Ich fühle mich mit
der Therapie alleine gelassen, als ob es dem Arzt egal
wäre, was ich habe. Die Hauptsache für ihn ist meine Chip-
karte, die gebe ich ab und bekomme mein Rezept, und
schlucke die Tabletten, die er verschrieben hat. Oder er
gibt mir Spritzen. Tabletten, Spritzen und wieder Tablet-

ten, immer abwechselnd. Für eine Beratung hat er keine Zeit, das nächste Dutzend Patienten wartet schon auf meinen Platz."

Procedere

Die Niere gehört zum Wasser–Element. Im Fütterungszyklus ernährt das Wasser den Sohn Holz. Ist das Element Wasser schon lange im Yang–Fülle–Zustand, bringt es die Leber auch in Yang–Fülle. Die Leber hat die Funktion, das Blut zu speichern. Statt dessen beschleunigt sie nun den Blutkreislauf aktiv bei Emotionsausbrüchen wie Aggressionen, und gibt das „Leber–Feuer" an das Herz weiter. Somit tritt eine Shen–Störung im Herzen ein: Mit hektischem Verhalten, Herzbeschwerden und typischen Yang–Symptomen, wie hohem Blutdruck, ist zu rechnen. Durch die Belastung des Herzens kann es zu Schlafstörungen kommen. Durch die Verspannungen im Nervensystem sind auch Schmerzen, Bandscheibenvorfall oder Ischialgie zu erwarten.

Während der Anamnese habe ich Symptome im Metall–Element wahrgenommen: die Stagnation der Schleime. Sie sind sehr zäh und können kaum nach oben befördert werden.

Im Kontrollzyklus kontrolliert Wasser das Feuer, da aber Trockenheit im Wasser–Element herrscht (Dürre), kann das Feuer nicht gelöscht werden.

Das Wasser wird wiederum von der Erde kontrolliert. Verdauungsorgane wie Magen und Milz leiden im Zustand der Trockenheit, das bedeutet, es kommt zur Neigung zu Sodbrennen und Verstopfung, auch Blähungen sind kein seltener Fall.

Bei Frau Else Q. ist das Wasser im Fülle–Zustand. Ich akupunktiere die Tai Yang–Leitbahn, wie auch im Blasen–

Meridian, um zu sedieren. Wegen ihrer Schmerzen ist Frau Q. nervlich am Ende. Zuerst mache ich eine Schmerztherapie. Für ihr vegetatives Nervensystem wähle ich eine das Shen klärende Akupunktur, um ihre Schlafstörungen und die Schwankungen ihres seelischen Zustandes zu beseitigen. Jedesmal führe ich nach der Behandlung ein Gespräch mit ihr.

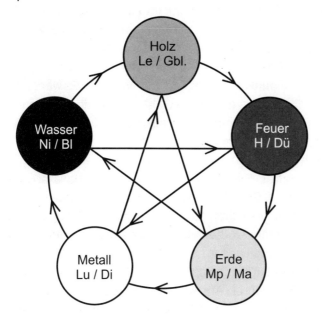

Ich muß für Else Q. eine ganzheitliche Behandlung anbieten. Nicht nur die Schmerzen gilt es zu lindern, sondern auch eine Ernährungsberatung ist nötig. Sie selbst kann am Therapieprozess mitwirken und ihre seelische Lage verbessern , wenn sie am Heilungsprozeß mitwirken kann. Für Else Q. ist Abnehmen angesagt, aber es fällt ihr sehr schwer. Durch das Übergewicht und die Übersäuerung hat sie zur Zeit auch Kniebeschwerden. Während der Schmerztherapie habe ich Suchtpunkte in zusätzlicher

Ohrakupunktur akupunktiert, damit sie weniger Appetit bekommt. In der ersten Woche erhielt sie von mir drei mal Akupunktur.

Sie sagt mir, sie ißt nicht viel, trotzdem bleibt ihr Gewicht hoch, da ihr die Bewegung fehlt. Da ich bis jetzt noch nicht sehen konnte, dass sie sich wirklich Mühe gibt, abzunehmen, gebe ich ihr zuerst ein Diätprogramm von 800 Kalorien. Danach möchte ich mit ihr eine Fastenkur machen.

In der Zeit, als sie bei mir war, war ein Gastdozent aus Korea, 62 Jahre alt und chinesischer Mediziner, mit mir in meiner Praxis. Wir hatten nach der Anamnese von Frau Q. 15 Akupunktur–Sitzungen veranschlagt. Es war für Frau Else Q. wichtig, dass sie kombiniert mit der Akupunktur–Therapie eine chinesische Heilkräuter–Kur bekam, die reinigt und entsäuernd wirkte.

Nach zehn Akupunktur–Behandlungen war sie fast schmerzfrei. Sie konnte kaum glauben, dass so etwas möglich ist. Sie ist im Alter von 63 Jahren zum erstenmal mit der chinesischen Medizin in Kontakt gekommen, weil sie nicht mehr wußte, wie sie weiter leben sollte. Sie war nahe daran gewesen, an Selbstmord zu denken, wie sie mir später sagte. Die chinesische Medizin war wieder der letzte Hilfeschrei. Am Anfang war ich sehr bedrückt gewesen, wie konnte ich der großen Verantwortung gerecht werden?

Wir haben viel miteinander gelacht. Frau Q. erzählt herzlich, frei und unbefangen. Sie ist wieder humorvoll geworden. Jedesmal beträgt die Therapiezeit 45-60 Minuten. Seit einem Jahr ist sie schmerzfrei. Sie hat mir viele Patienten mitgebracht.

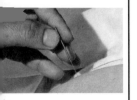

DER HOLZFÄLLER UND DIE FEE

Es war ein armer Holzfäller. Er sammelte Hölzer und verkaufte sie auf dem Markt. Einmal, als er spät abends auf dem Weg nach Hause war, nahm er ungewöhnliche Geräusche wahr. Frauen lachten und badeten vergnügt im See.

Denn einmal im Jahr in der Vollmondnacht kommen die Feen vom Himmelreich herunter, um in den wunderschönen Seen zu baden. Der Holzfäller dachte, dass er gerne eine von ihnen heiraten würde und er schlich zu einem Busch am Rande des Sees, um die Feen zu beobachten. Da bemerkte er die beflügelten Kleider der Feen, die sie in den Busch gehängt hatten. Das Kleid der schönsten Fee nahm er an sich. So blieb er mit ihr auf der Erde zusammen und war glücklich.

Aber die Fee war nicht glücklich. Sie erzählte ihm eines Tages von ihrer schönen Heimat und ihren Sehnsüchten nach den anderen Feen und weinte sehr. Sie flehte ihren Mann an, ob sie einmal ihr Kleid anprobieren dürfe. Er gab ihr aus Mitleid das beflügelte Kleid. Aber kaum hatte sie das Kleid an, war sie fort.

Der Holzfäller war wieder allein und unglücklich. Er ging jeden Tag zur See und hoffte, dass die Feen wieder kämen.

Jahre gingen vorüber. Doch eines Tages sah er eine Barke im See liegen. Er stieg ein und wollte ein wenig rudern. Auf einmal flog er in Richtung Himmel und landete dort im Himmelreich, wo seine Fee wohnte.

Er aber als Menschlicher durfte seine Frau nicht treffen, denn sie war ein göttliches Wesen. Um sich treffen zu dürfen, wurden die beiden in Sterne verwandelt. Er heißt Gen-Yoo, sie Sikg-Ne.

So wurden sie, als ein Stern links und ein Stern rechts von der Milchstraße, getrennt. Sie dürfen sich nur in einer Sommernacht um Mitternacht in der Milchstraße wiedersehen, das ist der 7. Juli des Mondkalenders. In dieser Nacht sehen wir zwei Sterne besonders hell leuchten, das sind sie.

Wer diese Nacht verschläft, der bekommt weiße Augenbrauen. Weil ich als Kind daran glaubte, schlief ich im Sommer oftmals unter freiem Himmel, um sie zusehen.

Wenn die beide Sterne zusammen treffen, regnet es, weil sie vor Freude weinen.

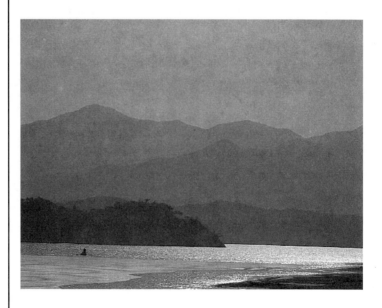

Vorankündigung

Im Frühjahr/Sommer 2002 erscheint:

Akupunktur für die Seele II

Die Anleitung für Therapeuten und ausgebildete
Fachleute.

Y.-S. Park-Rügler vertieft hier die Einblicke und
Erkenntnisse des ersten Bandes. Ein eigenes Kapitel
wird sich den Meridianen widmen. Aus ihrem reichen
Erfahrungsschatz gibt sie Tipps und und offenbart
kleine Geheimnisse für die tägliche Paxis. Ein
ausführliches Stichwortverzeichnis macht das Buch
zum Nachschlagewerk für jeden praktizierenden
Therapeuten.

Vorbestellungen zum Preis von € 19,00 werden ab
sofort über den Buchhandel oder direkt beim Verlag
(zzgl. Versandkosten) entgegengenommen.
ISBN : 3-9808116-1-1